Christian Widner

W0191384

CURCUMA

HEILUNG UND PRÄVENTION

AUS DER NATUR

Mai 2013

CHRISTIAN WIDNER

KURKUMA-LONGA

Die heilige Pflanze Indiens!

1.Auflage
Taschenbuchausgabe Oktober 2013
CurcuWid-Verlag, 6322 Kirchbichl
Ein Unternehmen der CurcuWid Gmbh
Copyright © Christian Widner
Umschlaggestaltung: CurcuWid Gmbh
Druck und Bindung: Druckexpress Dlugoleka
ISBN: 978-3-200-03231-6

www.curcuwid-verlag.at

VORWORT VON CHRISTIAN WIDNER

Die Curcuma ist heute Teil meines Lebens geworden. Nach Überwindung einer schulmedizinisch nicht mehr therapierbaren Erkrankung durch die vielfachen Heileffekte dieser Pflanze habe ich mein ganzes Leben neu gestaltet und in den Dienst der Gesundheit gestellt. Wie vielfältig die Curcuma ist, konnte mittlerweile anhand vieler Studien klar nachgewiesen werden. Dass die für eine dauerhafte Erhaltung der Gesundheit ebenso wichtigen psychischen und seelischen Belange ebenso bedeutsam sind, konnte auch in vielen Versuchen belegt werden. Und auch hier kann die Curcuma mit ihren Hauptwirkstoff Curcumin unterstützende Wirkungen nachweisen.

Diese Erkenntnisse, einzelne persönliche Fallstudien und die Heilmethoden und wissenschaftlichen und empirischen Erkenntnisse der Schulmedizin, des Ayurveda wie auch der Traditionellen Chinesischen und europäischen Medizin zeigen immer wieder aufs neue die annähernd wundersame Kraft dieser Heilpflanze.

Mit diesem Buch möchte ich – wie auch mit dem Vertrieb meiner CurcuWid-Kapseln[1] möchte ich allen interessierten Menschen die Chance geben, einerseits eine ganzheitliche, präventive Lebensführung auf allen Ebenen zu erreichen, wie auch die Heilung zahlreicher Erkrankungen mittels Curcuma zu unterstützen.

---

[1] www.curcuwid.at

INHALTSVERZEICHNIS

Abbildungsverzeichnis

Tabellenverzeichnis

Abkürzungsverzeichnis

bzgl.	bezüglich
bzw.	beziehungsweise
d.h.	das heißt
et al.	et altera
ggf.	gegebenenfalls
Hrsg.	Herausgeber
i.d.R.	in der Regel
o.g.	oben genannte(n)
o.J.	ohne Jahresangabe
S.	Seite(n)
sog.	sogenannte(n)
u. a.	unter anderem
u.U.	unter Umständen
z.B.	zum Beispiel

VON DEN ÄRZTEN AUFGEGEBEN. VON CURCUMA GEHEILT.

Fallstudie 1: Christian Widner

Alles begann im Februar 2007. Ich hatte gerade das Rauchen aufgegeben, da es mir aus unerfindlichem Grund nicht mehr schmeckte und ich zunehmend Beschwerden hatte, richtig durchzuatmen. Auch der ständige Auswurf beim Husten wurde immer zäher und es dauerte immer länger, nach einer Hustenerkrankung zu genesen. Bis dahin rauchte ich bis zu 3 Schachteln am Tag und wusste natürlich, dass das zu viel ist.

Ich betrieb zu dieser Zeit ein Taxiunternehmen mit acht Autos und 15 Mitarbeitern. Dieser Betrieb lief 24 Stunden, 365 Tage im Jahr, es war voller Einsatz und Hingabe gefragt, was zweifellos auch nicht gesundheitsfördernd war. Einmal war ich untertags im Einsatz dann wieder am Wochenende oder in der Nacht – mein Leben war sehr stressbelastet und entbehrungsreich. Lange Urlaube waren undenkbar und wenn ich Glück und qualifizierte Fahrer hatte, konnte ich mit meiner Familie am Heiligabend oder Silvester zuhause feiern.

Als nach 14 Tagen, nach Aufgabe des Rauchers mein Husten nicht besser, sondern schlimmer wurde und es mir immer schwerer fiel aus dem Bett zu kommen, fing ich an, etwas Hustensaft zu mir zu nehmen, in der Hoffnung dass sich das bald legen würde.

Im Gegenteil – es kam sogar noch schlimmer. Nun wachte ich mehrmals in der Nacht auf und hatte akute Atemnot, wurde zunehmend blasser und noch antriebsloser. Das ging so weit, dass ich meine kleine Tochter am Arm nicht mehr die Treppe hochtragen konnte ohne mehrmals stehen bleiben zu müssen. Nun half nichts mehr, ich musste zum Arzt.

Mein Hausarzt verwies mich nach einigen Untersuchungen an einen Lungenfacharzt und meinte mit eher unsicherer Stimme: "Das wird schon Herr Widner"! Das stimmte mich nicht sonderlich zuversichtlich – und mir wurde zum ersten Mal bewusst, dass ich ernsthaft krank bin.

Beim Lungenfacharzt angekommen, wurden erst mal ein Lungenröntgen und ein kleiner Lungenfunktionstest gemacht. Das war extrem anstrengend, da ich erstens kaum mehr Luft hatte und es mir nicht möglich war mit ausreichendem Druck in das Röhrchen zu blasen, um einen Vernünftigen Wert zu erreichen. Emotional eine weitere Ebene tiefer, ich fühlte mich zunehmend unsicherer. In mir stiegen noch mehr schlechte Gedanken auf. Was war mit mir nur los – wird mir der Arzt helfen können?

Im Warteraum verstärkten sich diese schlechten Emotionen, jeder anwesende Patient klagte sein eigenes Leid und erzählte, dass der Eine schon mehrere Jahre krank sei und der Andere schon mehrere Operationen hinter sich hatte. Das erschütterte mich, da ich eigentlich immer ein sehr positiver Mensch war und meine Gesundheit als selbstverständlich empfand.

Da wurde ich aufgerufen und betrat die Ordination. Der Arzt begrüßte mich sehr freundlich, mein Röntgenbild hing schon an der Leuchtwand hinter ihm. Während er noch ein Rezept fertig schrieb, starrte ich auf mein Röntgenbild und versuchte etwas zu erkennen – was mir auffiel: Meine Lungenflügel waren fast ganz weiß.

"Also Herr Widner, Ihre Lungen weisen einen hohen Entzündungswert auf, der eigentlich in Richtung Asthma oder chronischer Bronchitis geht", meinte der Arzt. Er erklärte mir anhand der Röntgenbilder, das die beiden Lungenflügel komplett verschleimt wären und das dies eine natürliche Reaktion wäre, wenn eine Entzündung vorliegt. Der Arzt verschrieb mir Antibiotika und machte mir in 14 Tagen den nächsten Termin.

Auch der Lungenfacharzt hatte mir keine großen Hoffnungen auf rasche Heilung bereitet. Ich fuhr mit dieser eher ungenauen Diagnose nach Hause und erzählte es meiner Familie. Es traf sich gut, dass wir eine Woche nach Italien fuhren, die salzige Meeresluft war sicher förderlich für einen positiven Heilungsverlauf. Ich nahm also die verschriebenen Tabletten und hoffte auf eine

Besserung.

Als die Tabletten aufgebraucht waren und ich vom Urlaub zurück kam, verspürte ich leider immer noch keine Besserung und ich machte mich wieder auf den Weg zum Lungenfacharzt. Es folgte ein weiteres Lungenröntgen. Diesmal bekam ich Kortison 20mg, dazu Magenschutztabletten. Allein die Erkenntnis, dass man für ein Medikament eine Magenschutztablette braucht machte mich noch unsicherer, aber ich hatte keine Wahl. Ich setzte alle Hoffnung darauf, dass diese Maßnahmen nun endlich Linderung brachten. Denn meine nächtliche Atemnot war inzwischen beklemmend geworden und mein seelischer Zustand verschlechterte sich zunehmend.

Nach nur 2 Tagen fühlte ich mich tatsächlich wesentlich besser und ich konnte endlich wieder durchschlafen, hatte auch keine Schweißausbrüche mehr und was das Beste war: Endlich hatte ich weder genügend Luft zum Atmen. Es ging also aufwärts. War das Schlimmste nun hinter mir? Ich schöpfte wieder Hoffnung und meine Emotionen wurden vorsichtig wieder positiver.

Zum besseren Befinden kam allerdings auch ein immenser Hunger, ich hätte 24h am Tag essen können, was sich natürlich auf der Waage bemerkbar machte. Jedoch, gegenüber dem neuen Lebensgefühl nahm ich das gerne in Kauf. In 2 Monaten nahm ich 12 Kilo zu.

So fühlte ich mich zwar stark und gesund, sah aber nicht gesund aus. Irgendetwas sagte mir, das dies nur ein vorübergehender Zustand sei. Meine bis dahin positiven Emotionen wurden wieder leicht eingetrübt. Dann kam der Tag an dem das Kortison zu Ende ging. Von 20mg auf null. Der 1. Tag ohne Kortison war noch einigermaßen normal, erst am Abend fühlte ich mich etwas seltsam und leer. In der Nacht zum 2. Tag ging es mir bereits sehr schlecht: Der Kreislauf spielte verrückt, ich hatte ein großes Verlangen nach Kortison, konnte keinen klaren Gedanken fassen, alles um mich herum war mir plötzlich nicht mehr vertraut. Mein Puls hämmerte wie der Motor eines Rennwagens, ich hatte immerzu Durst, lag den ganzen Tag im Bett und wälzte mich hin und her – irgendwann in der Nacht wurde ich wach, das Atmen fiel mir wieder wesentlich schwerer, langsam kroch ich aus dem Bett, irrte im Haus umher, kurz auf die Toilette, dann wieder ins Bett, mir war kalt, zumindest der Kreislauf stabilisierte sich langsam. Am 3. Tag meldete sich meine Lunge wieder zurück. Das Atmen fiel mir wieder zunehmend schwerer, ich fühlte mich hundeelend.

Meine Frau sorgte sich sehr und war froh, dass es nun endlich Montag wurde und Sie den Lungenfacharzt anrufen konnte. Der fiel aus allen Wolken, als er hörte, dass ich kein Kortison mehr nahm. Kortison darf nur langsam abgesetzt werden. Toll, dass ich das nun auch wusste.

Meine Frau holte mir wieder etwas Kortison – endlich! – es war inzwischen nicht mehr auszuhalten. Schon nach der ersten Tablette ging es mir wieder besser. Es folgten weitere Arztbesuche und Lungenröntgen, verschiedene Kortisonpräparate. Doch immer bei Zurücksetzen der Dosis kam die Krankheit wieder zurück.

Mein Arzt riet mir zu einer Bronchoskopie bei einem renommierten Lungenspezialisten, um endlich Klarheit zu erlangen, wo mein Leiden seinen Ursprung hatte. Im Frühjahr 2008, nach mehreren Monaten Kortisonbehandlung war es so weit. Emotional war ich stark angeschlagen, nach mittlerweile mehr als einem Jahr in ärztlicher Behandlung verringerte sich meine Hoffnung auf vollkommene Genesung weiter. Diese vermeintliche Gesundheit war wie ein Bann. Ich wusste, es kann so nicht besser werden, aber was blieb mir übrig!? Man musste sich mit dem Leiden arrangieren – was überhaupt nicht zu meiner Persönlichkeit passte. Doch in so einer Situation läuft man Gefahr, ein anderer Mensch zu werden. Auch Abhängigkeit war mir immer schon ein Gräuel.

Der Oberarzt erklärte mir die Vorgehensweise und meinte wie sein Vorgänger: "*Das wird schon Herr Widner*"! Am darauffolgenden Tag wurde ich unter Vollnarkose untersucht, eigentlich war es mir egal was dabei herauskam, da ich das Vertrauen in dieses System längst verloren hatte. Mir war das Diagnoseverfahren zu oberflächlich, niemand fragte mich zu meiner Lebensführung, oder dass ich vielleicht die Ernährung umstellen sollte, vielleicht Vitamine benötigte, nichts! Kortison: Das war scheinbar alles, was die medizinische Forschung, die jedes Jahr Millionen verschlingt, hervorbrachte.

Aus der Narkose erwacht und wieder ein wenig bei Kräften, besuchte mich der Oberarzt und erklärte mir, das es sich "lediglich" um eine chronische Entzündung der Lunge handelt und das Ganze nur mit Kortison in Schach zu halten wäre...

Der Arzt sprach noch, als ich gedanklich schon weit weg war, den als ob ich es gewusst hätte, er erzählte mir nichts Neues, ich war enttäuscht und völlig hoffnungslos.

Von Seiten der Schulmedizin wurde überhaupt nicht auf mein emotionales Befinden eingegangen, es wurde nie die Frage gestellt, wie es mir dabei ging als ich damit rechnen musste, mein ganzes Leben lang krank zu bleiben. So wurde es, je länger ich krank war, immer schwerer, aus diesem negativen Sog zu entkommen. Die Krankheit manifestierte sich, wurde zum festen Bestandteil meines Lebens und jeder Impuls zur Heilung wurde ausgeklammert.

Die Diagnose

Erst durch weitere Gespräche mit verschiedenen Alternativmedizinern wurde geklärt, woran ich eigentlich erkrankt war: Sarkoidose. Das ist eine Erkrankung, die typischerweise die Lungen angreift aber auch alle anderen Organe, wie Haut, Augen, Knochen, Lymphknoten, Herz, Milz, Leber, Bauchspeicheldrüse und Nervensystem, befallen kann. Es handelt sich um eine Systemerkrankung, was bedeutet, dass verschiedene Organsysteme betroffen sind.

Die Ursache der Erkrankung ist unbekannt. Schulmedizinische Forscher vermuten eine gewisse genetische Veranlagung, da die Sarkoidose innerhalb einer Familie gehäuft auftritt. Sarkoidose tritt üblicherweise im Alter zwischen 15 und 40 Jahren auf. Am statistisch häufigsten erkranken Schweden, Schwarze in den USA und Isländer, ohne dass der Grund dafür bekannt ist. Frauen und Männer sind gleichermaßen betroffen

Für die Therapie gab es für meinen Fall keinerlei Ansätze aus der Schulmedizin. Ich war also auf mich allein gestellt und begann, alle Möglichkeiten zu prüfen.

Die Heilung

Als mein Bruder mich auf Curcuma aufmerksam machte, begann sich mein Leben wieder zu wenden. Nach wenigen Tagen der Einnahme von Curcuminkapseln spürte ich erste Erleichterung beim Atmen. Von diesem kleinen Erfolg ging ein unglaublich positiver Impuls aus, ich hatte wieder Hoffnung und das noch dazu mit einem „Medikament", dass über keine negativen Nebenwirkungen aufweist. Unglaublich! Von Woche zu Woche verbesserte sich mein Zustand, die alte Kondition kehrte zurück und der zähe Schleim löste sich zunehmend auf – bis ich nach etwa drei Monaten wieder vollständig gesund war.

Der persönliche Heilungserfolg brachte mich dazu, mich zunehmend mit dem Thema Curcumin zu befassen und schließlich mein ganzes Leben dieser Heilpflanze zu widmen.

Ich besuchte Indien und fand dort einen geeigneten Hersteller, einen familiär geführten Betrieb, garantiert ohne Kinderarbeit, der beste Sorten der Curcuma hervorragend verarbeitet. Das daraus gewonnene Curcumin biete ich seither in Kapselform unter dem Namen CurcuWid (Wid wie Widner, www.curcuwid.at) erfolgreich in Europa an und hoffe, vielen Menschen auf dem Weg zu ihrer persönlichen Gesundheit damit helfen zu können.

Ein Ergebnis der intensiven Auseinandersetzung mit der Curcuma ist auch dieses Buch, das viele unterschiedliche Perspektiven und Wirkungsebenen dieser außergewöhnlichen Heilpflanze aufzeigt und mit Daten und Zahlen belegt. Dabei schließt sich der Kreis aller Erkenntnisse – der Schulmedizin, Alternativmedizin, des Ayurveda, der Traditionellen Chinesischen wie auch Europäischen Medizin sowie der Psychosomatik sowie der Frage des

Einflusses unseres Unterbewusstseins immer wieder und zeigt die vielfältigen positiven Effekte des „Gelbwurz" auf. Es wird am Beispiel der Curcuma immer wieder gezeigt, dass sich diese Ansätze keineswegs widersprechen, sondern sinnvoll ergänzen können.

Ich hoffe, dass auch den Lesern und Leserinnen diese ganzheitlichen Erkenntnisse für eine insgesamt positive und erfolgreiche, gesunde Lebensführung hilfreich sind.

GESCHICHTE EINER HEILPFLANZE

Kurzportrait

Die Curcuma gehört zu den Ingwergewächsen. Verwendet wird auch hier das Rhizom, ein unterirdisches Sprossensystem, nicht zu verwechseln mit einer Wurzel, wenn auch der deutsche Name Gelbwurz lautet. Curcuma zeichnet sich im Wirkungsprofil vor allem durch seinen hohen Anteil an Bitterstoffen aus, der es nicht nur zu einem exzellenten Leber-Gallenmittel prädisponiert. Bitterstoffe in Heilpflanzen haben eine große Vielfalt spezifischer Wirkungen: Sie entgiften, wirken keimtötend, antiinfektiös, wurmtreibend, fiebersenkend, entzündungshemmend, juckreizstillend und durstlöschend. Bitterstoffe kühlen und unterstützen deshalb auch die Heilung verschiedener Krankheiten, die mit Entzündungen einhergehen.

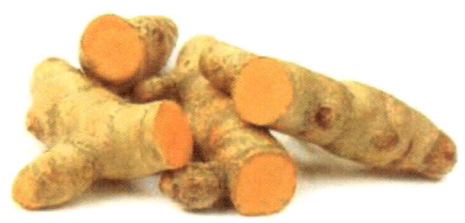

Abbildung 1: Curcuma-Rhizom

Unzählige moderne pharmakologische und medizinische Untersuchungen bestätigen die seit Jahrtausenden bekannten Heilwirkungen: Curcuma fördert den Gallefluss, verbessert die Leberfunktion, hilft gegen Übelkeit und regt die Schleimbildung im Magen an. Sie schützt so den Magen und lindert Magenschmerzen. Sie wird mit gutem Erfolg auch als Mittel gegen Allergien und als Hausmittel bei Heuschnupfen verwendet. Ähnlich dem Ingwer hemmt sie die Blutgerinnung, wirkt also antithrombotisch, lindert Entzündungen, zum Teil stärker als Cortison und hilft, den Cholesterinspiegel zu senken. Die

Curcuma ist darüber hinaus ein wirksames Antioxidans, also ein Mittel gegen freie Radikale. Sie wirkt außerdem antibakteriell und fordert die Wundheilung, auch bei äußerlicher Anwendung.

Schließlich ist Curcuma bei geeigneter Anwendung nach einer Reihe wissenschaftlicher Studien auch ein wichtiges vorbeugendes Mittel gegen bestimmte Formen von Krebs. Sie wirkt der Bildung von Chemo-Resistenzen entgegen, wie auch der Invasion und Metastasierung. Parallel dazu fördert sie das Absterben von Krebszellen. So kann Curcuma als eines der effektivsten natürlichen Krebs-Lebensmittel bezeichnet werden, wie im Detail in den folgenden Kapiteln eingehend auf Basis aktueller Studien dargelegt wird.

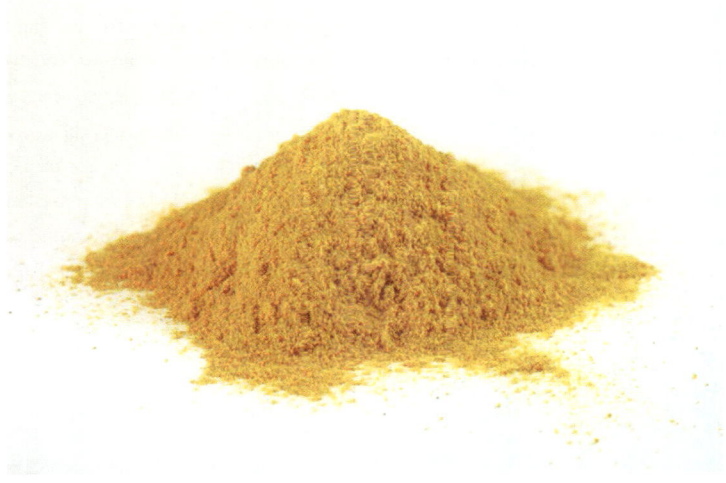

Abbildung 2: Curcuma als Gewürz in Pulverform

Im Zuge der Verdauung kommt es zu einem vergleichsweise schnellen Abbau in der Leber wie auch in der Darmschleimhaut und einer damit verbundenen eingeschränkten Verfügbarkeit für den Körper. Dem kann entgegengewirkt werden, wenn man Curcuma z.B. gleichzeitig mit Pfeffer zu sich nimmt. Das darin enthaltenen Piperin hemmt den Abbau des wichtigsten Inhaltsstoffes

Curcumin.

Wie alle weiteren sekundären Pflanzenstoffe ist Curcumin aufgrund seiner biochemischen Struktur empfindlich gegenüber Licht, Hitze und Sauerstoff. Sorgfältiger Verarbeitung, Transport und Lagerung kommen daher hohe Bedeutung zu.

Biologische und ernährungswissenschaftliche Fakten

Die biologisch korrekt als *Curcuma Longa* bzw. *Domestica* bezeichnete Pflanze stammt überwiegend aus Indien. Sie wird dort in großem Stil angebaut und in Europa zumeist mit dem allgemeinen Begriff *Curry* assoziiert. Ernährungswissenschaftlich könnte man die Pflanze auch als Vielkomponenten-Gemisch aus einzelnen Gewürzdrogen bezeichnen, welche der Curcuma auch ihre gelbe Farbe verleihen. Die krautartige, aufrecht wachsende Pflanze wächst aus einem kräftigen Wurzelstock. Sie bildet dabei spiralig angeordnete Blätter aus, die bis zu ca. 1 Meter lang werden und entfernt an Bananenstauden erinnern. Am oberen Ende des Stängels befindet sich der zapfenförmige Blütenstand, wie auch aus der folgenden Abbildung ersichtlich ist:

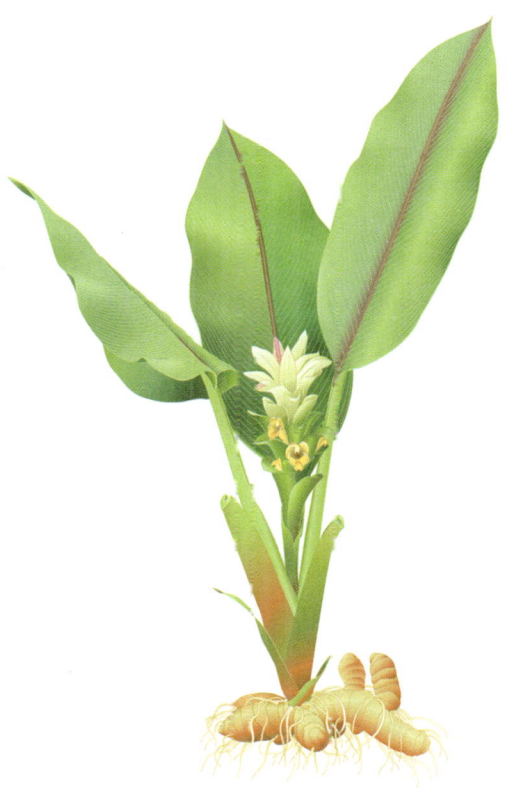

Abbildung 3: Curcuma Longa bzw. Domestica

Verwendet wird wie erwähnt das Sprossensystem (die *longa rhizoma*). Die wichtigsten Inhaltsstoffe sind die so genannten Curcuminoide und ein ätherisches Öl mit einem Anteil von 2 7/8 der Masse. Die Curcuminoide sind für die typische Gelbfärbung verantwortlich und setzen sich zusammen aus:

- Curcumin
- Desmethoxycurcumin
- Bidesmethoxycurcumin

Neben der traditionellen Verwendung in Indien, zumeist gerieben in verschiedenen gelben Currys, wird es in den westlichen Ländern auch in der Lebensmittelindustrie als natürlicher Farbstoff (E 100) eingesetzt, wie etwa zum Färben von Margarine, Senf, Reisfertiggereichten, Teigwaren, Süßwaren oder Kartoffelpüree.

Die folgende Tabelle bietet einen Überblick über die Hauptnährstoffe aus ernährungswissenschaftlicher Sicht.

Hauptnährstoffe pro 100 g

Kalorien:	356 kcal
Wasser:	5994 mg
Eiweiß:	7.801 g
Fett:	9.901 g
davon ungesättigte Fettsäuren:	4061 mg
Kohlenhydrate:	58.2 g
davon Zucker:	57618 mg
Ballaststoffe:	6700 mg
Alkohol:	0 mg
Broteinheiten:	4 BE
Gesamtkochsalz:	97 mg
übliche Portion:	1 Gramm[2]

Vitamin A:	0 µg
Vitamin D:	0 µg
Vitamin E:	0 µg
Vitamin K:	0 µg
Vitamin B1:	150 µg
Vitamin B2:	230 µg

---

[2] Dies gilt für den westlichen Kulturkreis, in Indien

Niacin (Vitamin B3):	5140 µg
Pantothensäure (Vitamin B5):	0 µg
Vitamin B6:	0 µg
Biotin (Vitamin B7):	0 µg
Folsäure (Vitamin B9):	0 µg
Vitamin B12:	0 µg
Vitamin C:	25900 µg
Natrium:	38 mg
Kalium:	2525 mg
Calcium:	182 mg
Magnesium:	193 mg
Phosphor:	268 mg
Schwefel:	100 mg
Chlor:	220 mg
Eisen:	41420 µg
Zink:	4350 µg
Kupfer:	200 µg
Mangan:	10000 µg
Fluor:	50 µg
Iod:	5 µg
Einfachzucker (Monosaccharide):	46560 mg
davon Traubenzucker (Glucose):	23280 mg
davon Fruchtzucker (Fructose):	23280 mg
davon Schleimzucker (Galactose):	0 mg
Zweifachzucker (Disaccharide):	11058 mg
davon Rübenzucker (Saccharose):	11058 mg
davon Malzzucker (Maltose):	0 mg
davon Milchzucker (Lactose):	0 mg
Mehrfachzucker (Polysaccharide):	582 mg
davon Stärke:	582 mg
Wasserlösliche Ballaststoffe:	1675 mg
Wasserunlösliche Ballaststoffe:	5025 mg

Essentielle Aminosäuren:	2014 mg
Nichtessentielle Aminosäuren:	2347 mg
Harnsäure:	70 mg
Purin-H:	23 mg
Gesättigte Fettsäuren:	2870 mg
Einfach ungesättigte Fettsäuren:	1982 mg
davon Linolsäure:	1622 mg
davon Linolensäure:	457 mg
Mehrfach ungesättigte Fettsäuren:	2079 mg
Cholesterin:	0 mg

Tabelle 1: Nährstofftabelle Curcuma pro 100g

Aufgrund der geringen Dosierung sind die oben dargestellten Nährwerte wie z.B. die ungesättigten Fettsäuren wie auch die Vitamine von geringer Relevanz, wenn auch positiv zu bewerten. Die Wirkeffekte beruhen in erster Linie auf den sekundären Pflanzenstoffe, bioaktiven Substanzen, die in einem weiteren Kapitel in diesem Buch detailliert dargestellt werden.

Kulturhistorische Fakten

Die ursprüngliche Heimat der Curcuma-Pflanze ist nicht sicher bekannt. Nach gängiger Meinung kommt sie aus Süd- oder Südostasien. Curcuma wächst heute in Vorder-, Hinter- und Westindien, auf Sri Lanka, Java und Afrika. Der Gebrauch von Curcuma als Gewürz lässt sich über 4.000 Jahre zurückverfolgen und weist auch Spuren und Europa auf. In den alten Kulturen Indiens wurde die Curcuma sogar als heilige Pflanze verehrt. Der Name Gelbwurz ist in vielen Sprachen in ähnlicher Form verbreitet, so auch im holländischen Wort *geelwortel*. Die englische Bezeichnung *tumeric* geht auf den lateinischen Begriff *terra merita* zurück, was etwa *verdienstvolle Erde* bedeutet. Die gemahlene Curcuma erinnert auch an die Erdfarbe Ocker, wie sie z.B. in Südfrankreich zu finden ist. Man spricht auch vom *indischen Safran*, in Anlehnung an den Safran, ein getrocknetes, süßliches Gewürz aus dem

Stempel des Safrankrokus. So geht der Name Curcuma auch auf das arabische Wort *kurkum* (Safran) zurück.

Auch alten Rom wurde Curcuma bereits auf Handelswegen importiert. Die Römer verwendeten es weniger zum Würzen, sondern bereits als heilendes Hausmittel z.B. gegen Warzen und als Farbstoff für Leder, Stoffe und Kosmetikartikel. Es gab also bereits in der Antike eine erste Verbreitung der Pflanze, zumindest in Südeuropa.

Im Mittelalter kam Curcuma mit den Arabern auch nach Mitteleuropa und wurde nicht nur als Gewürz und Ersatz für den teuren Safran, sondern ebenfalls bereits als Heil- und Färbepflanze genutzt.

Curcuma in der Küche

In der fernöstlichen Küche ist der Einsatz der Curcuma, vor allem im *Curry* nicht wegzudenken: Fleisch-, Fisch- und vegetarische Speisen wie z.B. die verschiedenen *Dhals* (unterschiedliche Hülsenfruchtgerichte) oder Süßspeisen werden mit Curcuma gewürzt und gefärbt, man findet sie in verschiedensten gekochten Kartoffel- und Reisgerichten (in Indien *pullao* oder in Indonesien *nasi kuning*).

In der österreichischen Küche würzt und färbt man mit Curcuma oder fertigen Curry-Mischungen traditionell weiße Saucen und Geflügelragouts, geschnetzelte Leber, Rührei und Eiersaucen, dunkle Fleischsaucen, Salatdressings für Krabben und Meeresfrüchte und ähnliche Gerichte.

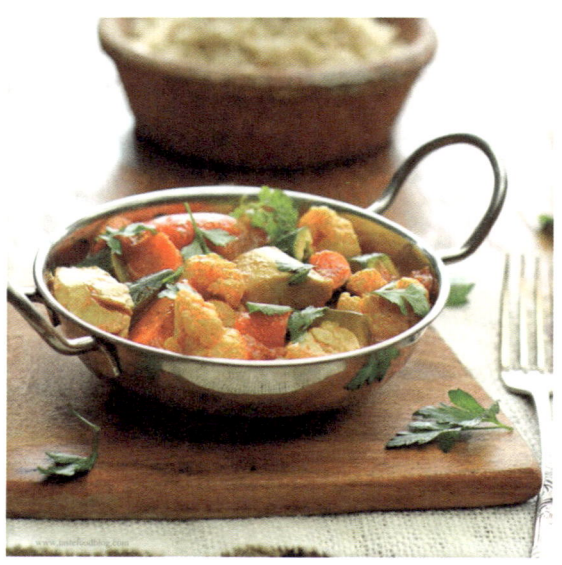

Abbildung 4: Currygericht

Der Geschmack von Curcuma ist etwas scharf, leicht säuerlich und herb, dem Ingwer ähnlich, jedoch nicht so aromatisch bzw. ätherisch. Man kann Curcuma überall verwenden, wo der Geschmack des in Europa verwendeten, gemischten Curry zu intensiv erscheinen würde.

In Süd- und Südostasien befindet sich Curcuma in jeder Currymischung bzw. in allen Masalas außer dem roten. Als Masala wird eine Mischung von Gewürzen wird bezeichnet. Die meisten Köche in Indien bevorzugen nicht wie in Europa die Verwendung eines fertigen Mischpulvers, diese werden gezielt vorbereitet und die einzelnen Zutaten selber gemischt.

Curry ist daher ein wenig definiertes Wort. In Südindien neigt man dazu, jedes Gericht mit Fleisch als Curry zu bezeichnen, während der Begriff in Nordindien öfter für ein Gericht mit einer Soße verwendet wird. Die fertige Curry-Mischung nahm ihren Ursprung währen der britischen Kolonialzeit im 18. Jahrhundert in

British-India. Da Currygerichte sich bei den Briten (wohl wegen der eher geschmacklosen britischen Küche) schor damals großer Beliebtheit erfreuten, wollten die Engländer aus der Kolonie eine Currymischung mit nach Europa nehmen, die sich infolge hier etablierte. Im Englischen versteht man als Curry in der Regel jedes South Asian Dish (d.h Indien, Pakistan, Nepal, Bangladesch, Sri Lanka) mit würzigen Aromen und e ner Sauce Currypulver ist natürlich ein Pulvergewürz, das verwendet wird, um ein Curry zuzubereiten – was bedeutet, dass ein Currypulver auch ein Masalapulver ist.

Je nach Zubereitung kann die Zusammensetzung der Gewürzmischung Curry also variieren und bis etwa 23 Zutaten enthalten. Basis in allen gelben Currypulvern sind Koriander, schwarzer Pfeffer, Bockshornklee und Curcuma. In den verschiedenen Mischungen befinden sich weitere Curry-Gewürze wie z.B. Ingwer, Asafoetida (auch *Asant*, nach Knoblauch riechendes Gummiharz), Zimt, grüner Kardamom, Senfkörner oder Muskatblüte. In anderen Varianten sind Knoblauch, Fenchel, Zimt, Senfkörner, Muskatblüte oder Cayennepfeffer enthalten. Es können mitunter mehrere verschiedene Pfeffersorten in einer Currymischung enthalten sein. Eine sehr scharfe Variante ist das Madras-Curry, das durch die Zutat von Chilipulver an Würze gewinnt.

Gesundheitsdaten von Regionen mit hohem Konsum

Was jetzt durch Studien eine immer stärkere wissenschaftliche Basis bekommt, ist in Indien und China seit tausenden Jahren Teil des „Allgemeinwissens".

Von der asiatischen Bevölkerung werden täglich kleine Dosen von Curcumin als Gewürz aufgenommen. Epidemiologische Studien sprechen in Indien von einer Aufnahme von 2.000-2.500 mg Curcuma/Tag entsprechend einer Menge von bis zu 100 mg Curcumin/Tag[3]. Wenn auch keine exakten medizinischen Studien dieser Regionen vorliegen, kann davon ausgegangen werden, dass

---

[3] Chainani-Wu, 2003.

eine Reihe von Zivilisationserkrankungen in diesen Regionen nur etwa zu einem Drittel im Vergleich mit westlichen Industrieländern auftreten.

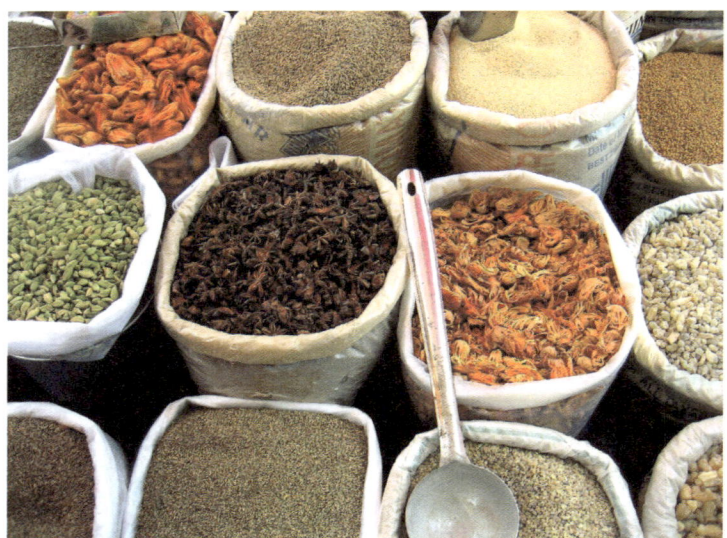

Abbildung 5: Indische Gewürze für Masala- und Currymischungen

In Übereinstimmung mit präklinischen Daten (siehe dazu das Kapitel mit den schulmedizinischen Erkenntnissen) berichten epidemiologische Studien auch von einer verbesserten kognitiven Leistungsfähigkeit durch Konsumation von Curry in der älteren asiatischen Bevölkerung.[4]

Fallstudie 2: Wolfgang S.

Eine weitere interessante persönliche Geschichte ist jene von Wolfgang S. 46 aus Vorarlberg: „Seit vielen Jahren litt ich an schwerem Asthma, das nur mit

---

[4] Ng et al., 2006.

Kortison in Schach zu halten war, dazu kam auch, dass ich extrem zugenommen hatte und dennoch dauernd Hunger hatte. Durch Zufall kam ich zu einem Naturheilpraktiker, der mir Curcumin empfahl, denn die Ursache meiner Erkrankung lag nicht in der Lunge, sondern im Immunsystem. Nach ca. 3 Monaten täglich 3 x 600 mg Curcumin hatte sich meine Atemnot und mein physischer Zustand so verbessert, dass ich keine Medikamente mehr brauchte und schon viel gesünder aussah, auch mein Hunger ließ stark nach. Nach ca. neun Monaten fühlte ich mich wieder ganz gesund, ich hatte kein „Singen" mehr in der Lunge, keine Beschwerden mehr beim Treppensteigen und 15 Kilo waren inzwischen auch wieder weg. Was zusätzlich wichtig war: Ich nahm die ganze Zeit über nur wenig Zucker zu mir, das hatte mir mein Heilpraktiker geraten, da Zucker Entzündungen sehr stark fördere."

SEKUNDÄRE PFLANZENSTOFFE

Biologische und medizinische Aspekte

Sekundäre Pflanzenstoffe werden zu den bioaktiven Substanzen gezählt, denen auch die Ballaststoffe, in den meisten Definitionen nicht jedoch die bereits früher entdeckten Vitamine angehören. Die Unklarheit in der Grenzziehung beruht auf den teilweise sich überschneidenden Funktionen der Sekundären Pflanzenstoffe. Zu den Primären Pflanzenstoffen existiert ebenfalls keine eindeutige Abgrenzung. Von zentraler Bedeutung ist jedoch, dass die Sekundären Pflanzenstoffe ausschließlich von Pflanzen gebildet werden können.

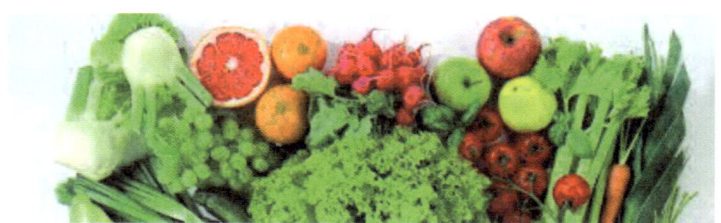

Abbildung 6: Obst und Gemüse als Boten sekundärer Pflanzenstoffe

Der primäre Stoffwechsel der Pflanzen dient dem Aufbau der organischen Substanzen wie Kohlenhydraten, Fetten und Proteinen, den Primären Pflanzenstoffen. Im sekundären Stoffwechsel der Pflanzen wird eine Vielfalt an Substanzen synthetisiert. Ihre Funktionen innerhalb der Pflanze – wie auch all ihre überwiegend positiven Wirkungen auf den menschlichen Organismus – sind auch heute noch nicht vollständig erforscht.

Die bekanntesten Funktionen für die Pflanze sind jene als Abwehrstoffe gegen Schädlinge und Krankheiten sowie als Wachstumsregulatoren und Farbstoffe. Mengenmäßig umfassen sie nur einen kleinen Teil von wenigen Prozent der Pflanzenstoffe, es gibt aber eine Fülle von etwa 60.000 bis geschätzten 100.000 verschiedenen Stoffen.

Im Zuge seiner Evolution hat der Mensch beständig eine breite Vielfalt an Sekundären Pflanzenstoffen zu sich genommen. Dabei wurde er in seiner Gesundheit und Leistungsfähigkeit nachhaltig positiv beeinflusst und auch genetisch geprägt. Über Duftstoffe, die ebenfalls den Sekundären Pflanzenstoffen zuzurechnen sind, haben sich die Menschen bei der Auswahl der Pflanzen orientiert. Durch überlieferte Erfahrung vieler Generationen lernte der Mensch, gesunde Pflanzen auszuwählen, Pflanzen mit gesundheitsschädigenden Wirkungen zu vermeiden oder sie so zuzubereiten, dass die schädigenden Wirkungen zerstört werden: So wird z.B. beim Erhitzen von Hülsenfrüchten jenes Enzym zerstört, dass Blausäure aus unschädlichen Vorstufen freisetzt. Oder durch Wegschneiden der grünen Stellen bei Kartoffeln wird das schädliche Solanin entfernt.

In ihrer jüngeren Geschichte hat sich die Ernährungswissenschaft zunächst überwiegend mit diesen toxischen Effekten der Sekundären Pflanzenstoffe befasst – während es seit den 1990er Jahren vermehrt zu einer Neuentdeckung der unzähligen gesundheitsfördernden Effekte kam. Während die Wissenschaft diese Stoffe früher nicht als essenziell für die menschliche Gesundheit bewertete, herrscht mittlerweile Klarheit darüber, diese als absolut unentbehrlich einzuschätzen.

Im Gegensatz zu den Nährstoffen gibt es allerdings keine exakt festgelegten täglichen Bedarfe an den einzelnen Sekundären Pflanzenstoffen. Die in den weiteren Kapiteln dargestellten Studien zeigen die zunehmenden wissenschaftlichen Erkenntnisse hinsichtlich der präventiven und gesundheitsfördernden Wirkungen Sekundärer Pflanzenstoffe für eine Reihe von Erkrankungen wie vor allem Zivilisationserkrankungen.

Es folgt ein Überblick der wichtigsten Stoffe. Was besonders bemerkenswert ist: Alle dargestellten Stoffe wirken antikanzerogen, also krebshemmend. Die weiteren Wirkungen sind einzeln angeführt:

- Carotinoide: antioxidativ, immunmodulierend, cholesterinsenkend
- Phytosterine: cholesterinsenkend
- Sapotine: antimikrobiell, immunmodulierend, cholesterinsenkend
- Glucosinolate: antimikrobiell, cholesterinsenkend
- Polyphenole: antioxidativ, antimikrobiell, immunmodulierend, antithrombotisch, entzündungshemmend, blutdruckbeeinflussend
- Protease-Inhibitoren: antioxidativ
- Monoterpine: antimikrobiell
- Phytoöstrogene: antioxidativ
- Sulfide: antioxidativ, antimikrobiell, immunmodulierend, antithrombotisch, entzündungshemmend, cholesterinsenkend
- Phytinsäure: antioxidativ, immunmodulierend, blutdruckbeeinflussend
- Ballaststoffe: immunmodulierend, cholesterinsenkend, blutdruckbeeinflussend, verdauungsfördernd
- Substanzen in fermentierten Lebensmitteln: antimikrobiell

Die einzelnen Wirkungen des Curcumin, des wichtigsten Sekundären Pflanzenstoffes der Curcuma werden im folgenden Abschnitt beschrieben.

Der Sekundäre Pflanzenstoff Curcumin

Curcumin wird überwiegend als Überbegriff über die aktiven Substanzen in der Curcuma verwendet. Dabei handelt es sich vielfach um Flavonoide. Curcumin weist eine außergewöhnliche Reihe positiver Eigenschaften auf:

- Curcumin wirkt antikanzerogen, helfen als besonders starkes Antioxidanz beim Schutz von gesunden Zellen und Geweben vor freien Radikalen und hemmen das Tumorwachstum
- Curcumin wirkt verdauungsfördernd hinsichtlich der Darmperistaltik und der Fettverdauung – und hilft damit auch beim Abnehmen, oder das gewünschte Gewicht zu halten
- Curcumin schützt Zellen und Gewebe

- Curcumin wirkt immunmodulierend

- Curcumin wirkt gegen Alzheimer und Verkalkung, indem es verhindert, dass sich im Gehirn Eiweißplaques bilden, darüber hinaus löst es bereits bestehende Ablagerungen auf

- Curcumin senkt den Histamin-Spiegel und wirkt entzündungshemmend, z.b. bei rheumatischen Erkrankungen

- Curcumin enthält verschiedene Bitterstoffe, welche die Gallenproduktion anregen, die Fettverdauung erleichtern und so die Leber entlasten.

- Curcumin hat blutverdünnende Eigenschaften, die eine Thrombose verhindern, die Durchblutung erleichtern und das Entstehungsrisiko einer Arteriosklerose mindern.

- Curcumin wirkt gegen Leberschäden durch Alkohol

- Curcumin wirkt zur Vorbeugung gegen Grünen Star, eine zu Erblindung führende Augenkrankheit

- Curcumin wirkt gegen die erbliche Lungenkrankheit Mukoviszidose

- Curcumin wirkt gegen die Immunerkrankung Sarkoidose – wie bereits an meinem persönlichen Schicksal ersichtlich wurde

Aus den oben dargestellten Effekten leitet sich eine Reihe weiterer Wirkungen gegen unzählige Krankheiten ab. In Summe kann Curcumin als jener Sekundärer Pflanzenstoff bezeichnet werden, der über die vielfältigsten positiven medizinischen Effekte, sowohl für die Heilung wie auch die Prävention verfügt. In den weiteren Kapiteln werden die wichtigsten medizinischen Wirkungen und die aktuellen wissenschaftlichen Studien hinsichtlich der wesentlichsten Ergebnisse zusammengefasst dargestellt.

SCHULMEDIZINISCHE ERKENNTNISSE

Wirkmechanismus

Curcumin, die polyphenolische, gelb färbende Verbindung aus Curcuma wird in der Literatur häufig als hoch pleiotrope (vielseitig wirkende) Substanz bezeichnet. Dabei wird auf die Effekte von Curcumin Bezug genommen, die auf viele unterschiedlichen Zielstrukturen (Organe, Gewebe, Zellen, molekulare Targets) gerichtet sind.

Diese Vielseitigkeit im Wirkungsprofil von Curcumin wird in den unten angeführten Abbildungen aus einer Veröffentlichung von Aggarwal, einem Vorreiter der modernen Curcuma-Forschung, deutlich.

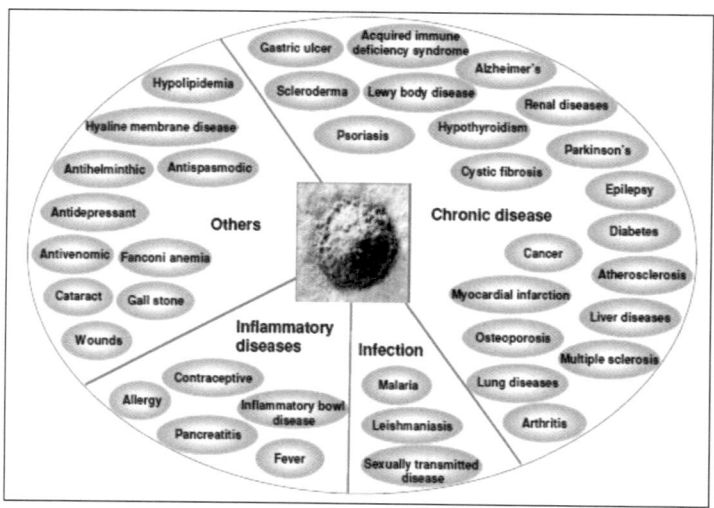

Abbildung 7: Potenzielle Anwendungsgebiete von Curcumin. Quelle: Aggarwal et al., 2007.

Aus einer fast unüberschaubaren Anzahl von molekularen Angriffspunkten (Transkriptionsfaktoren, Zytokine, Enzyme, Kinasen, Wachstumsfaktoren, Rezeptoren u. a.) resultiert eine große Anzahl potenzieller Anwendungsgebiete (entzündliche Erkrankungen, Autoimmunerkrankungen, Krebs), wie die oben dargestellte Abbildung zeigt.

Vergleicht man diese potenziellen Anwendungsgebiete mit den in der folgenden Abbildung angeführten traditionellen Anwendungsgebieten, vor allem Indien und China, so finden sich viele Übereinstimmungen. Was in Indien und China seit tausenden Jahren Teil des „Allgemeinwissens" ist, bekommt jetzt durch Studien, welche die Wirkmechanismen hinter den durch Curcuma erzielten positiven Wirkungen identifizieren, eine immer stärkere wissenschaftliche Basis.

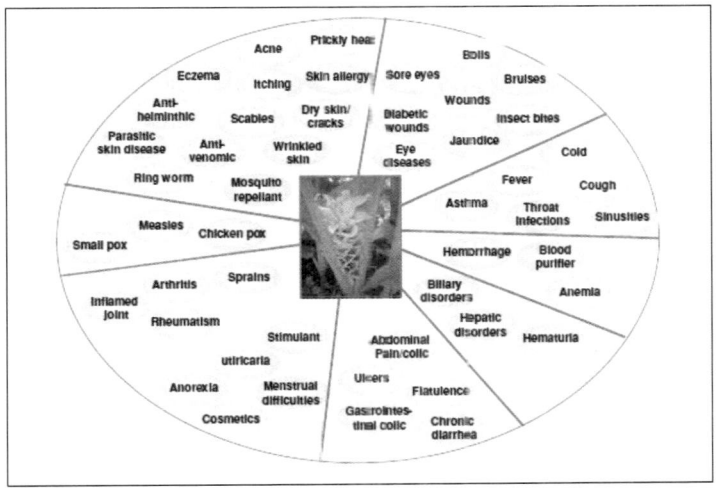

Abbildung 8: Traditionelle Anwendungsgebiete von Curcumin. Quelle: Aggarwal et al., 2007.

Das Potenzial der Pflanze wird von Wissenschaftlern sehr hoch eingeschätzt. Sie erhoffen sich von der Curcuma auch Antworten auf die Krankheiten der westlichen Zivilisation wie Diabetes, Demenzerkrankungen und Krebs. Das enorme wissenschaftliche Interesse ist auch ersichtlich aus der Vielzahl an einschlägigen Publikationen (bis dato weit über 3.000) sowie an den vielen derzeit im Laufen befindlichen klinischen Studien.

Die Folgende Abbildung zeigt die vielfältigen molekularen Angriffspunkte des wichtigsten Inhaltsstoffes der Curcuma, dem Curcumin.

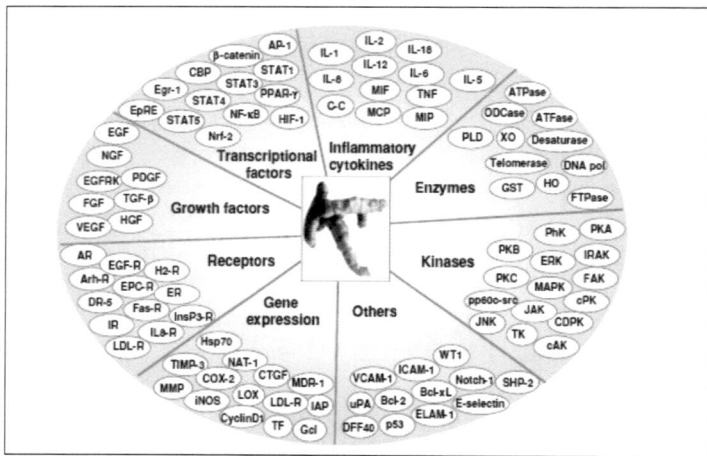

Abbildung 9: Molekulare Angriffspunkte von Curcumin. Quelle: Aggarwal et al., 2007.

Die wichtigsten daraus resultierenden Funktionen werden in weiterer Folge näher beschrieben, aus der Abbildung wird die außergewöhnlich vielfältige Funktionalität sichtbar.

In der folgenden Abbildung sind die so genannten Signaltransduktionswege dargestellt, welche mittels Curcumin moduliert werden können. Vereinfacht formuliert ergeben sich damit aus diesen Prozessen unzählige medizinische Effekte im Sinne der Prävention und Heilung. Es kann davon ausgegangen werden, dass die Vielfalt der medizinischen Effekte des Curcumin im Vergleich mit anderen pflanzlichen Heilsubstanzen unerreicht ist.

Das schulmedizinische Kapitel ist z.T. sehr fachsprachlich gestaltet, der Grund liegt darin, dass die Ergebnisse sehr spezifisch sind und sich schwer in „Alltagssprache" übersetzen lassen, ohne an Genauigkeit und Aussagekraft zu verlieren. Personen, welche von den einzelnen Erkrankungen betroffen sind, konnten sich allerdings zumeist sorch das erforderliche Sprachwissen aneignen und wissen die Ergebnisse für sich zu interpretieren, ebenso wie Leser aus medizinisch-pharmazeutischen Berufen.

Anderen Lesern sei geraten, sich zumindest überblicksweise von der in Studien belegten Wirksamkeit der Curcuma bzw. des Curcumin zu überzeugen. Daher sind auch in diesem Kapitel alle Aussagen nach wissenschaftlichen Kriterien zitiert und in den (überwiegend englischsprachig publizierten) Quellen nachzulesen, bzw. können vertiefende Infos eingeholt werden.

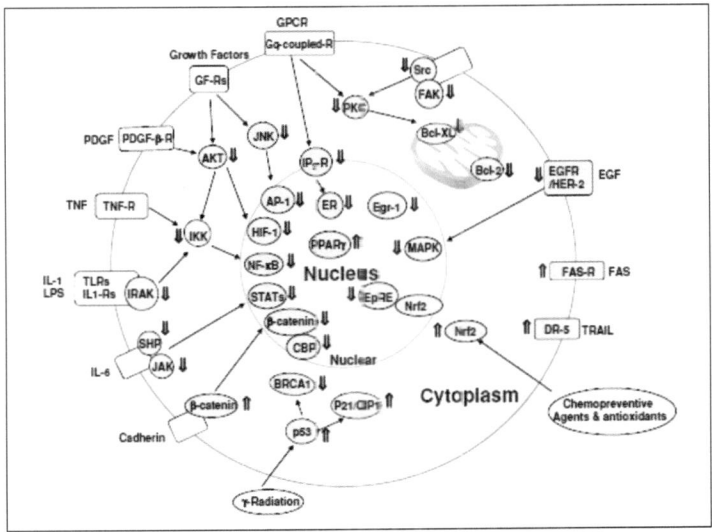

Abbildung 10: Durch Curcumin modulierte Signaltransduktionswege. Quelle: Aggarwal et al., 2007.

Die Abbildung zeigt die vielfältigen Effekte des Curcumin. Was dies im einzelnen bedeutet, wird im folgenden Abschnitt an Beispielen präklinischer und klinischer Studien ersichtlich.

Präklinische Studien

Unter präklinischen Studien versteht man Untersuchungen, in denen Wirksamkeit und Unbedenklichkeit eines potentiellen Wirkstoffes im Tiermodell sowie in In-vitro-Modellen (in tierischen und humanen Zellkulturen) ermittelt werden. Die oben angeführten molekularen Angriffspunkte und Wirkmechanismen sind präklinisch bestens belegt. In den folgenden Abschnitten werden die wichtigsten erforschten Gebiete dargestellt.

Krebs

Präklinische Studien belegen die Wirksamkeit von Curcumin vor allem bei Krebsarten der folgenden Organe: Haut, Mund, Speiseröhre, Magen, Dünndarm, Colon (funktionelle Darmstörung), Leber, Prostata, Blut, Knochenmark, Gehirn, Brust, Lunge, Bauchspeicheldrüse, Eierstock.[5]

Diese Wirkung beruht auf folgenden Mechanismen:

- Downregulierung antiapoptotischer Genprodukte, Aktivierung von Caspasen (wichtige Enzyme der Apoptose, des programmierten Zelltodes) und Induktion von Tumorsuppressorgenen wie p53. Inhibierung von Aktivierung der Transkriptionsfaktoren z.B. Nuklear Factor kappa B (NF-κB)[6]
- Curcumin kann Apoptose in Krebszellen induzieren, ohne zytrotoxische Effekte auf gesundes Gewebe auszuüben.[7], [8]
- Verhinderung der Invasion des Tumors durch Downregulierung von Adhäsionsmolekülen an der Zelloberfläche – diese spielen auch bei Entzündungsreaktionen eine Rolle (werden noch näher beschrieben)

---

[5] Aggarwal et al., 2007.
[6] Han et al., 2002
[7] Tourkina et al., 2004.
[8] Roy et al., 2002

- Mehrere Studien zeigen, dass Curcumin zur Inhibierung von Tumorformierung und Tumorpromotion beiträgt [9], [10]
- Unterdrückung der Gefäßbildung im Tumor durch Downregulierung angiogenetischer Zytokine
- Auch die antientzündlicher Effekte von Curcumin sind bei dessen Antitumoraktivität von Bedeutung
- Neueste Studien haben ergeber, dass Curcumin die Expression von MicroRNAs (= kurze, einsträngige nichtkodierende RNAs, welche die Genexpression negativ regulierer, ndem sie an mRNA binden und zum Abbau der mRNA oder zur Verhinderung der Translation führen) verändern kann, was zu einem Aufhalten des Tumorwachstums oder zu einer Sensibilisierung der Krebszellen gegenüber Chemotherapeutika führen kann.[11]

Es zeigen sich also bei Krebs außerordentlich vielfältige Wirkmechanismen, welche die Bedeutung von Curcumin sowohl zur Vorbeugung wie auch im Heilungsprozess klar belegen.

Entzündungen

Vor allem folgende fünf Effekte von Curcumin weisen die Substanz als außerordentlich wirksam gegen Entzündungen aus.

- Curcumin unterdrückt die Aktivierung des Transkriptionsfaktors NF-κB, der die Expression pro-entzündlicher Genprodukte reguliert.
- Curcumin verringert die Expression der proinflammatorischen Enzyme COX-2 (Cyclooxigenase-2) und 5-LOX(Arachidonat-5-Lipoxygenase).
- Curcumin verringert die Expression verschiedener inflammatorischer Zytokine (wie z.B Tumornekrosefaktor TNF-c, Interleukin-1, Interleukin-2,

---

[9] Azuine & Bhide, 1992
[10] Ikezaki et al., 2001
[11] Mudduluru et al., 2011

Interleukin-6, Interleukin-8).

- Curcumin inhibiert die Wirkung von TNF-α.
- Curcumin ist ein hochwirksames Antioxidans, diese Funktion trägt ebenfalls zur antientzündlichen Wirkung bei.

Beispiel: In einer humanen Lungenkrebs-Zelllinie konnte die Aktivierung von NF-κB und COX-2 durch Curcumin inhibiert werden.[12]

Wundheilung

Die Wundheilung bedingt enormen oxidativen Stress, welcher den Gewebe-wiederaufbau inhibiert.

Eine signifikante Verbesserung der Wundheilung konnte im Tiermodell durch Auflage eines Curcumin beinhaltenden Kollagenfilms erreicht werden (2 Vergleichsgruppen: Kollagenmatrix ohne Curcumin, keine Anwendung von Kollagenmatrix). Die Autoren konnten zeigen, dass die Radikalfänger-Eigenschaften von Curcumin ursächlich mit der verbesserten Wundheilung in Zusammenhang stehen.[13]

Bei neoplastischen Erkrankungen kommt es häufig zu akuten sowie späten kutanen und subkutanen Läsionen durch die Strahlentherapie, welche die Heilung von Operationsnarben stark negativ beeinflussen. Eine Vorbehandlung der Haut mit Curcumin senkte die Zeit der Heilung von bestrahlten Wunden bei Mäusen signifikant. Diese Vorgehensweise stellt eine substantielle Strategie in der Verbesserung von strahlenbedingter Wundheilungsverzögerung dar.[14]

Die Ergebnisse der präklinischen Studien werden durch klinische Studien bestätigt, wie im folgenden Abschnitt beschrieben.

---

[12] Lee et al., 2005
[13] Gopinath et al., 2004.
[14] Jagetia et al., 2005.

Klinische Studien

Extensive Untersuchungen an Zellkulturen und im Tiermodell bilden eine solide Basis, um die Sicherheit und Wirksamkeit von Curcumin gegen eine Vielzahl an Erkrankungen am Menschen zu evaluieren. Trotz der mehr als deutlichen Belege auf molekularer Ebene bleibt das Erzielen von therapeutischen Ergebnissen eine Herausforderung. Dies ist in der schlechten Bioverfügbarkeit von Curcumin begründet, welche auf die geringe Absorption, rasche Metabolisierung und rasche systemische Eliminierung zurückzuführen ist. Obwohl die Serum-Spiegel nach oraler Zufuhr im Nanogramm-Bereich liegen ist die Wirkung auch in klinischen Studien belegt. 65 abgeschlossene Studien liegen bis dato zu Curcumin vor, 35 Studien sind im Laufen.

Im Folgenden wird auf jene Studien eingegangen in denen die therapeutische Wirkung von Curcumin klar nachgewiesen werden konnte.

Die erste klinische Studie

Die folgende Tabelle zeigt das Design der bereits in den dreißiger Jahren des vergangenen Jahrhunderts durchgeführten ersten Curcuma-Studie.

Studienart	Erkrankung	Patienten-zahl	Dosis	Dauer
	Gallenblasen-entzündung	67	0,1 – 0,25g Curcumin /d	3 Monate

Tabelle 2: Erste klinische Curcuma-Studie aus 1937. Quelle Oppenheimer, 1937.

Bereits 1937 behandelte Oppenheimer 67 Patienten mit subakuter, periodisch auftretender oder chronischer Gallenblasenentzündung mit einer täglichen oralen Gabe von 0,1 – 0,25g Curcumin über 3 Wochen. Alle bis auf einen Patienten wurden vollständig geheilt innerhalb eines Beobachtungszeitraumes von 3 Monaten bis hin zu über 3 Jahren. Dabei wurden keine Nebenwirkungen beobachtet, auch wenn die Behandlung über mehrere Monate beibehalten wurde.[15]

Sicherheit und Toxizität von Curcumin

Kleine Dosen von Curcumin werden von der asiatischen Bevölkerung täglich als Gewürz aufgenommen. Epidemiologische Studien sprechen in Indien von einer Aufnahme von 2.000-2.500 mg Curcuma/Tag entsprechend einer Menge von bis zu 100 mg Curcumin/Tag[16].

Curcumin zeichnet sich durch ein hervorragendes Sicherheitsprofil aus. Die Substanz wird von der US FDA als GRAS (**G**enerally **R**ecognized **A**s **S**afe) eingestuft, der ADI (acceptable daily intake) wurde von der FAO/WHO mit 0.1 - 3 mg/kg Körpergewicht festgesetzt.[17]

Die empfohlene Dosis zur Erreichung des maximalen therapeutischen Effekts liegt zwischen 4000 und 8000 mg Curcumin/Tag. In den im Folgenden zusammengefassten klinischen Studien wurde diese Dosis ermittelt:

Studienart	Erkrankung	Patienten-zahl	Dosis	Dauer
prospektiven Phase I	präkanzeröse Läsionen	25	500mg bis 8g Curcumin/d	3 Monate

Tabelle 3: Sicherheit und Toxizität von Curcumin bei präkanzerösen Läsionen. Quelle: Chainani-Wu, 2003.

In einer prospektiven Phase I Studie wurden Toxikologie, Pharmakokinetik und die biologisch effektive Dosis von Curcumin an 25 Patienten mit präinvasiven malignen oder hochrisiko-prämalignen Erkrankungen ermittelt. Dabei wurden

---

[15] Oppenheimer, 1937.
[16] Chainani-Wu, 2003.
[17] National Canver Institute, 1996.

ansteigende Einzeldosen von 500, 1.000, 2000, 4.000, 8.000 und 12.000 mg/Tag eingesetzt und die Curcuminkonzentration in Serum und Harn bestimmt. Bis zu einer Dosis 8.000 mg Curcumin/Tag wurde keine Toxizität von Curcumin festgestellt. Über 8.000 mg/Tag war das Volumen der Substanz für die Patienten unakzeptabel. Die Serumkonzentration von Curcumin erreichte zwischen 1 und 2 Stunden nach oraler Aufnahme einen Höhepunkt und fiel innerhalb von 12 Stunden ab. Die durchschnittliche Serumhöchstkonzentration lag nach der Aufnahme von 4.000 mg, 6.000 mg und 8.000 mg Curcumin bei 0.51 +/- 0.11 µMol, 0.63 +/- 0.06 µMol und 1.77 +/- 1.87 µMol. Exkretion über den Urin war nicht detektierbar. Zusammenfassend belegt diese Studie, dass Curcumin bei oraler Aufnahme von 8.000 mg/Tag über 3 Monate nicht toxisch ist.[18]

Studienart	Erkrankung	Patientenzahl	Dosis	Dauer
Phase I	Gesunde	24	500 bis 12.000 mg Curcumin/d	

Tabelle 4: Sicherheit und Toxizität von Curcumin bei Gesunden. Quelle: Cheng et al., 2001.

Lao et al. evaluierten die Sicherheit von Curcumin an 24 gesunden Freiwilligen unter Verwendung von Kapseln (75% Curcumin, 23% Demethoxycurcumin und 2% Bisdemethoxycurcumin) mittels ansteigender Einzeldosen von 500 mg bis 12.000 mg. 7 Personen zeigten Nebenwirkungen (Diarrhoe, Kopfschmerzen, gelber Stuhl) die jedoch nicht schwerwiegend und vor allem dosisunabhängig waren. Die maximale tolerierte Dosis konnte in dieser Studie nicht ermittelt werden, da eine Curcuminmenge über 12.000 mg als zu voluminös angesehen wurde.[19]

---

[18] Cheng et al., 2001.
[19] Lao et al., 2006.

Studienart	Erkrankung	Patienten-zahl	Dosis	Dauer
Phase I, dose-escalation study	Kolorektalkrebs	15	3600 mg Curcumin/d	4 Monate

Tabelle 5: Sicherheit und Toxizität von Curcumin bei Darmkrebs. Quelle: Sharma et al., 2004

In einer Phase I Studie zur Ermittlung der potentiellen Toxizität von Curcumin an Patienten mit fortgeschrittenem colorectalen Krebs, wurden Curcumindosen bis zu 3.600 mg über 4 Monate gut toleriert. [20]

Klinische Krebsstudien

Curcumin moduliert, wie in diesem Kapitel eingangs dargestellt verschiedenste Signaltransduktionswege, die in den langen Karzinogeneseprozess involviert sind und wirkt dabei über verschiedene Mechanismen: Es fördert den programmierten Zelltod (Apoptose), es inhibiert Überlebenssignale, es wirkt als Radikalfänger, und reduziert das entzündliche Krebsmilieu. Im Gegensatz zur Chemotherapie ist Curcumin billig, leicht erhältlich, eine multitarget-Substanz und wie oben beschrieben nicht toxisch!

Krebsläsionen

Eine Läsion ist eine Schädigung oder Verletzung von Gewebe. Eine Läsion kann prinzipiell alle Gewebe und Strukturen im Körper betreffen. Unter Krebsläsionen versteht man Gewebeschädigungen, welche durch Krebs verursacht sind.

---

[20] Sharma et al., 2004

Studienart	Erkrankung	Patienten-zahl	Dosis	Dauer
Prospective Phase I	präkanzeröse Läsionen	25	8g Curcumin/d	3 Monate

Tabelle 6: Curcumin bei präkanzerösen Läsionen, Studie 1. Quelle: Cheng et al., 2001.

Curcumin wurde über 3 Monate in einer Dosis von 8g/Tag bei 25 Patienten mit präinvasiven malignen oder hochrisiko-prämalignen Erkrankungen angewendet. Unmittelbar vor Beginn der Behandlung sowie 3 Monaten nach Behandlungsbeginn wurden an den Läsionen Biopsien durchgeführt. Bei 7 Patienten führte die Behandlung zur histologischen Verbesserung der präkanzerösen Läsionen. Die Ergebnisse geben eindeutige Hinweise auf krebspräventive Effekte von Curcumin.[21]

Studienart	Erkrankung	Patienten-zahl	Dosis	Dauer
	präkanzeröse Läsionen	75 + 25 Gesunde	1g /d	7 Tage

Tabelle 7: Curcumin bei präkanzerösen Läsionen, Studie 2. Quelle: Rai et al., 2010.

Die Gabe von täglich 1g Curcumin über einen Zeitraum von einer Woche hatte einen signifikanten Einfluss auf oxidative Marker in Serum und Speichel von Patienten mit präkanzerösen Läsionen. Vitamin C- und E-Spiegel waren erhöht und MDA (Malonaldehyd) und 8OHdG (8-Hydroxydeoxyguanosine) Levels waren verringert. Schmerzintensität sowie die Läsionsgröße verringerten sich signifikant bei Patienten mit oraler Leukoplakie, submucöser Fibrose and Lichen Planus. Zusätzlich verbesserte sich be Patienten mit submucöser Fibrose die Mundöffnungsfähigkeit signifikant. Die Autoren schließen aus diesen Resultaten, dass die anti-präkanzerösen Aktivitäten von Curcumin über Erhöhung der Vitaminspiegel (C, E) und Hintanhaltung von Lipidperoxidation

---

[21] Cheng et al., 2001.

und DNA-Schäden mediiert ist.[22]

Darm- bzw. Kolorektalkrebs

Kolorektalkrebs umfasst bösartige Neubildungen des Dickdarms und des
Enddarms und ist z.b. in Österreich mit 13% die dritthäufigste Krebserkrankung
der Männer (2.481 Fälle absolut im Diagnosejahr 2010) und mit 11% die
zweithäufigste Krebserkrankung der Frauen (2.015 Fälle). Nach Bereinigung
des Altersstruktureffekts erweist sich die Neuerkrankungsrate der Männer um
das 1,6-fache, die Sterberate um das 1,7 fache höher als jene der Frauen.[23]

Auch bei dieser „Volkskrankheit" kann Curcumin beachtliches leisten. Wie
bereits beschrieben, wird Curcumin schlecht resorbiert und verbleibt
größtenteils im Dickdarm, wo es verschiedenste Wirkungen direkt ausüben
kann (zusätzlich ist aber auch von einer systemischen Wirkung auszugehen, sie
Studie von Carrol et al., 2011 unten). Dies ist nicht nur für die Prävention und
Therapie von Darmkrebs von Bedeutung sondern auch im Zusammenhang mit
der Therapie chronisch entzündlicher Darmerkrankungen, wie im nächsten
Abschnitt näher erläutert wird.

Studienart	Erkrankung	Patientenzahl	Dosis	Dauer
Phase IIa, non randomized, open-label	Kolorektalkrebs	44 Raucher mit ≤ 8 ACF	2g and 4g/d	1 Monat

Tabelle 8: Curcumin bei Darmkrebs Studie 1. Quelle: Carroll et al., 2011.

Im Mausmodell für Kolorektalkrebs konnte bereits gezeigt werden, dass
Curcumin die Bildung von ACF (aberrant crypt foci, Vorläufer von kolorektalen
Polypen, diese sind Vorläufer von Kolorektalkrebs) verhindert. Obwohl
präklinische Daten Belege für die Curcuminwirkung an verschiedensten

---

[22] Rai et al., 2010.
[23] Statistik Austria, 2013

Wirkorten liefern, spricht die schlechte Eioverfügbarkeit für die Verwendung im Kolorektum, da hier aufgrund der geringen Resorption aus dem Darm im Verhältnis zur systemischen Curcuminkonzetration große Curcuminmengen vorliegen.

An 44 Rauchern mit 8 oder mehr diagnostizierten ACF wurden über einen Zeitraum von einem Monat Curcuminmengen von 2 oder 4g täglich angewendet.

Bei einer Dosis von 4g/d (nicht bei 2g/d) kam es zu einer signifikanten 40% igen Reduktion der ACF Anzahl, welche mit einem signifikanten Anstieg (5x) der Curcuminkonjugate im Plasma assoziiert war, Mediatoren (PGE_2, 5-HETE) in der ACF-Biopsie und in gesundem Gewebe blieben jedoch unverändert. Diese Daten zeigen, dass Curcumin Einfluss auf die ACF-Bildung nehmen kann und dieser Vorgang möglicherweise (auch) über systemische Curcuminderivate mediiert ist.[24]

Studienart	Erkrankung	Patienten-zahl	Dosis	Dauer
	Kolorektalkrebs	126	1,08 g /d	10-30 Tage

Tabelle 9: Curcumin bei Darmkrebs Studie 2. Quelle: He et al., 2011.

In dieser Studie sollten die inhibitorischen Mechanismen von Curcumin auf Krebszellen in Patienten mit Kolorektalkrebs untersucht werden. 360 mg Curcumin wurden den Patienten 3x täglich über einen Zeitraum von 10-30 Tagen verabreicht.

Die Curcuminadministration bewirkte eine Zunahme des Körpergewichtes, eine Verringerung von Serum TNFα, eine Zunahme von apoptotischen Tumorzellen und eine erhöhte Expression von p53 im Tumorgewebe. Die Autoren schließen aus diesen Ergebnissen, dass eine Curcuminbehandlung den allgemeinen

---

[24] Carroll et al., 2011.

Gesundheitszustand von Patienten mit Kolorektalkrebs verbessern kann über eine erhöhte Apoptose von Tumorzellen (mediiert durch erhöhte p53-Expression).[25]

Studienart	Erkrankung	Patienten-zahl	Dosis	Dauer
	Kolorektalkrebs	5 FAP	1440 mg Curcumin /60 mg Quercetin/d	6 Monate

Tabelle 10: Curcumin bei Darmkrebs Studie 3. Quelle: Cruz-Correa et al, 2006.

5 Patienten mit familiärer adenomatösen Polypose (FAP) erhielten über 6 Monate eine Kombinationstherapie von 480 mg Curcumin und 20 mg Quercetin 3x täglich. Anzahl und Größe der Polypen waren nach 6 Monaten deutlich verringert, es gab keine Nebenwirkungen.[26] Um diese Ergebnisse zu validieren, sind randomisierte, plazebokontrollierte Studien notwendig.

Bauchspeicheldrüsen- bzw. Pankreaskrebs

2010 erkrankten 1.526 Menschen an Bauchspeicheldrüsenkrebs (Pankreaskarzinom). Damit ist dieser Krebs zwar nur für knapp 4% aller bösartigen Tumore verantwortlich, aufgrund seiner hohen Letalität jedoch die vierthäufigste Krebstodesursache bei Männern und Frauen in Österreich (7,6% aller Krebssterbefälle insgesamt).

Die altersstandardisierte Rate betrug zuletzt sowohl für die Neuerkrankungen als auch für die Sterblichkeit rund neun von 100.000 der Bevölkerung. Die Entwicklung der Neuerkrankungs- und Sterberaten zeigte in den vergangenen zehn Jahren nur geringe Veränderungen. Bösartige Neubildungen der Bauspeicheldrüse verursachen nur selten Frühsymptome. Daher wurden im Jahresdurchschnitt 2008-2010 33% aller Pankreaskarzinome erst in

---

[25] He et al., 2011.
[26] Cruz-Correa et al, 2006.

fortgeschrittenem (disseminiertem) Tumorstadium diagnostiziert.[27]

Studienart	Erkrankung	Patientenzahl	Dosis	Dauer
single-blind, randomized, placebo-controlled	Pankreaskrebs	20 tropische Pankreatitis	500 mg Curcumin 5 mg Piperin /d	6 Wochen

Tabelle 11: Curcumin bei Pankreaskrebs Studie 1. Quelle: Durgaprosad et al, 2005.

Tropische Pankreatitis ist eine Art chronische Pankreatitis, die sich häufig zu Pankreaskrebs entwickelt. Oxidativer Stress wird als eine Ursache der tropischen Pankreatitis vermutet. In einer single-blind, randomisierten, plazebokontrollierten Studie wurden die Effekte von Curcumin auf Marker die mit oxidativem Stress assoziiert sind (MDA, GSH) untersucht. Über einen Zeitraum von 6 Wochen erhielten 20 Patienten mit tropischer Pankreatitis entweder 500 mg Curcumin und 5 mg Piperin täglich oder Placebo, danach wurden MDA und GSH-Levels in den roten Blutzellen gemessen. Eine signifikante Erniedrigung von MDH (Malondialdehyd) und eine signifikante Erhöhung von GSH (Glutathion) konnten beobachtet werden. Die Autoren schließen, dass diese Behandlung die Lipidperoxidation in diesen Patienten umkehren kann.[28]

Studienart	Erkrankung	Patienten-zahl	Dosis	Dauer
Phase II, nonrandomized, open label	Pankreaskrebs	25	8g	2 Monate

Tabelle 12: Curcumin bei Pankreaskrebs Studie 2 Quelle: Dhillon et al., 2008.

Nach Gabe von 8g Curcumin täglich über einen Zeitraum von 2 Monaten zeigten 2 Patienten ein Ansprechen auf die Therapie. Ein Patient zeigte eine kurzzeitige 75%ige Tumorregression begleitet von signifikanten Anstiegen von

---

[27] Statistik Austria, 2013
[28] Durgaprosad et al, 2005.

Interleukin-Serumlevels (IL-6, IL-8, IL-10, IL1-Rezeptor Antagonist). Ein anderer Patient zeigte eine Stabile Erkrankung über mehr als 18 Monate (fühlt sich wohl, Gewicht stabil, Läsionen bleiben gleich groß, der erhöhte CA125-Level hat sich halbiert, der standardisierte uptake value in die Läsionen ist ebenfalls gesunken). Es konnten keine toxischen Effekte beobachtet werden die mit der Behandlung assoziiert waren. Orales Curcumin wird gut vertragen und kann trotz limitierter Absorption biologische Aktivität bei einigen Patienten mit Pankreaskrebs zeigen.[29]

Studienart	Erkrankung	Patienten-zahl	Dosis	Dauer
Phase I/II	Pankreaskrebs	21	8g	

Tabelle 13: Curcumin bei Pankreaskrebs Studie 3 Quelle: Kanai et al., 2011.

8g Curcumin/Tag in Kombination mit der Standardtherapie erwies sich als sicher und gut verträglich bei 21 Patienten mit Pankreaskarzinom.[30]

Prostatakrebs

Prostatakrebs ist nach wie vor die häufigste Krebserkrankung der österreichischen Männer und macht 23% ihrer jährlichen Inzidenz aus. 4.488 Männer erkrankten 2010 daran, 1.125 Männer starben im selben Jahr infolge dieser Krebserkrankung. Nach Altersstandardisierung betrug die Neuerkrankungsrate 66 von 100.000, die Sterblichkeitsrate 15 von 100.000. Im Vergleich zu 2000 ist die Neuerkrankungsrate um 32%, die Sterberate um sogar 33% zurückgegangen. Rund jeder zehnte Krebstodesfall bei den Männern war 2010 auf Prostatakrebs zurückzuführen.

Das Risiko, vor dem 75. Lebensjahr an Prostatakrebs zu erkrankten, ist bis zum

---

[29] Dhillon et al., 2008.
[30] Kanai et al., 2011.

Jahr 2003 deutlich gestiegen, nahm bis zum aktuellen Berichtsjahr 2010 aber wieder deutlich ab und lag zuletzt bei 8%. Das kumulierte Sterberisiko bis zum 75. Lebensjahr sank in den vergangenen 10 Jahren von 1,2% auf 0,8%. Das heißt dass weniger als einer von 100 im Jahr 2010 neugeborener Buben bis zu seinem 75. Lebensjahr an Prostatakrebs versterben wird unter der Annahme, dass die altersspezifischen Mortalitätsverhältnisse von 2010 gelten.[31]

Studienart	Erkrankung	Patienten-zahl	Dosis	Dauer
randomisiert, doppelblind, plazebokontrolliert	Prostatakrebs	85	0,1g Curcumin/d	6 Monate

Tabelle 14: Curcumin bei Prostatakrebs. Quelle: Ide et al., 1010.

85 Patienten mit erhöhten PSA-Werten (das prostataspezifische Antigen, ein Enzym) die aber mittels Biopsie als negative abgeklärt werden konnten wurden über 6 Monate mit 100 mg Cuercumin sowie 40 mg Isoflavonen behandelt. PSA-Werte wurden zu Beginn und am Ende der Studie gemessen. PSA-Werte konnten in der Verum-Gruppe erniedrigt werden Diese Studie belegt, dass Curcumin und Isoflavone die PSA-Produktion möglicherweise synergistisch unterdrücken können.[32]

Chronisch entzündliche Darmerkrankungen

Zu den typischen zivilisationserkrankungen gehören die chronisch-entzündlichen Darmerkrankungen (CED) mit den beiden wichtigsten Vertretern Morbus Crohn und Colitis Ulcerosa. Leider liegt bei den CED noch viel im Dunkeln, eine klare Sprache spricht aber die Statistik. Die Zahl der Betroffenen

---

[31] Statistik Austria, 2013
[32] Ide et al., 1010.

von chronisch-entzündlichen Darmerkrankungen nahm nach dem 2. Weltkrieg stark zu. Bei ungefähr 150.00 Patienten in Österreich steht die Diagnose Colitis Ulcerosa fest, die gleiche Zahl von Morbus Crohn-Erkrankten kommt dazu. Das entspricht ungefähr 4 Fällen auf 1.000 Einwohner. Männer und Frauen sind gleich betroffen; der Gipfel bei Neuerkrankungen liegt zwischen dem 20. und 30. Lebensjahr. Die Dunkelziffer wird als erheblich geschätzt, da viele Patienten – z. B. wegen Beschwerden außerhalb des Darms – längere Zeit unentdeckt bzw. fehldiagnostiziert bleiben.[33]

Studienart	Erkrankung	Patienten-zahl	Tagesdosis	Dauer
Open-label Studie	Proctitis ulcerosa Morbus Crohn	5 5	1100g/1650g 1080g/1440g	2 Monate 3 Monate

Tabelle 15: Curcumin bei Proctitis Ulcerosa, Morbus Crohn. Quelle: Holt et al., 2005.

In einer open-label Studie wurde die Wirksamkeit von Curcumin an zwei Patientengruppen evaluiert.

- 5 Patienten mit Proctitis Ulcerosa: 2x/d 550 mg 1 Monat; 3x/d 550 mg den 2. Monat
- 5 Patienten mit M. Crohn: 3x/360 mg 1 Monat; 4x/d 360 mg den 2. u. 3. Monat

Ergebnis war die signifikante Abnahme der Symptome und der Entzündungsindizes bei allen Proktitis Patienten sowie die Reduktion der Crohns Disease activity Index um 55 Punkte, sowie Abnahme der Entzündungsindices bei 4 M. Crohn Patienten (einer beendete Studie nicht).

Diese Studie zeigt eine gute Wirksamkeit von Curcumin bei entzündlichen Darmkrankheiten, allerdings sind weitere, große doppelblind-,

---

[33] Statistik Austria, 2013

placebokontrollierte Studien zur Bestätigung nötig. [34]

Studienart	Erkrankung	Patienten-zahl	Dosis	Dauer
randomized, multicenter, double-blind, placebo-controlled	Colitis ulcerosa	89	2g/d	6 Monate

Tabelle 16: Curcumin bei Colitis Ulcerosa Studie 1. Quelle: Hanai et al., 2006.

In dieser Studie wurde die Wirksamkeit von Curcumin in der Erhaltungstherapie von Patienten mit ruhender Colitis Ulcerosa untersucht. 45 Patienten erhielten 2x täglich 1 g Curcumin plus Standardtherapie (Sulfasalazin oder Mesalamine), 44 Patienten erhilten die Standardtherapie plus Placebo über einen Zeitraum von 6 Monaten. Der Clinical Activity Index (CAI) sowie der Endoskopische Index (EI) wurden zu Beginn der Studie, nach 2 Monaten, am Ende der Studie sowie 6 Monate nach Beendigung der Studie ermittelt. Die Rückfallrate war in der Curcumingruppe 4,65% und in der Placebogruppe 20,51%. Weiters verbesserte Curcumin den CAI und EI und konnte somit die Morbidität verringern. Sechs Monate nach Beendigung der Studie, in der die Patienten weiterhin die Standardbehandlung erhielten, kam es in der Curcumingruppe zu 8 weiteren Rückfällen und in der Placebogruppe zu 6. Die Autoren schließen daraus, dass Curcumin eine vielversprechende und sichere Behandlung zur Erhaltung der Remissionsphase in Morbus Crohn zu sein scheint. [35]

Studienart	Erkrankung	Patienten-zahl	Dosis	Dauer
Fallstudie	Colitis ulcerosa	ˊ	0,5 g/d	1 Jahr

Tabelle 17: Curcumin bei Colitis Ulcerosa Studie 2. Quelle: Lahiff & Moss, 2011.

---

[34] Holt et al., 2005.
[35] Hanai et al., 2006.

Die Behandlung mit 500 mg/d Curcumin plus Prednisone (Standardtherapie) führte bei einer 60-jährigen Patientin mit 17 jähriger Colitis Ulcerosa Historie zu klinischer und endoskopischer Remission. Es ist keine Behandlung mehr notwendig. Diese Fallstudie zeigt, dass Curcumin eine wertvolle Behandlungsalternative oder Zusatztherapie bei Colitis Ulcerosa darstellt.[36]

Diabetes

An Diabetes mellitus (Zuckerkrankheit) bzw. Diabestes Typ II leiden österreichweit 390.000 Personen. 68% der Diabetiker und 74% der Diabetikerinnen sind dabei 65 Jahre oder älter.[37]

Diabetes ist eine tückische Krankheit, weil sie oft lange unerkannt bleibt. Typ-II-Diabetes wird häufig erst nach dem 40. Lebensjahr entdeckt. Deshalb wird er umgangssprachlich auch Alterszucker genannt. Folgeschäden der jahrzehntelangen Blutzuckererhöhung sind Herzinfarkte, Schlaganfälle, Nierenschwäche, Netzhaut- und Nervenschäden wie auch Erektionsstörungen.

Studienart	Erkrankung	Patienten-zahl	Dosis	Dauer
randomized, parallel-group, placebo-controlled	Diabetes Typ II	72	0,6g/d	8 Wochen

Tabelle 18: Curcumin bei Diabetes Typ II Studie 1. Quelle: Usharani et al., 2008.

Hyperglykämie führt zu oxidativem Stress, der zur Beeinträchtigung der endothelialen (Gefäßinnenwand) Funktion führt. Ziel dieser Studie war es, die Effekte eines standardisierten Curcuminoidpräparates auf die endotheliale Funktion und deren Biomarker bei Patienten mit Typ II Diabetes zu vergleichen

---

[36] Lahiff & Moss, 2011.
[37] Statistik Austria, 2013

mit der Wirkung von Statinen (Lipidsenker) und Placebo. Die Curcuminbehandlung verbesserte die endotheliale Function signifikant und reduzierte den oxidativen Stress (MDA) und Entzündungsmarker in diesen Patienten (IL-6, TNFa, endothelin-1).[38] Allerdings sind weitere Studien zur Ermittlung von möglichen Langzeiteffekten notwendig.

Studienart	Erkrankung	Patienten-zahl	Dosis	Dauer
Randomized, double-blind, placebo-controlled	Diabetes Typ II	240	1,5g/d	9 Monate

Tabelle 19: Curcumin bei Diabetes Typ II Studie 2. Quelle: Chuengsamarn et al., 2012.

In dieser Studie wurde untersucht, ob Curcumin die Entwicklung von Typ II Diabetes hintanhalten kann. Zu Beginn der Studie sowie alle 3 Monate wurden folgende Parameter erfasst: Veränderungen der β-Zellfunktionen, Insulinresistenz (HOMA-IR), antientzündliche Zytokine (Adiponectin). Nach 9 Monaten wurden 16,4% in der Personen der Placebogruppe als Typ II Diabetes diagnostiziert, 0% in der Curcumin-Gruppe. Weiters zeigten die Personen in der Curcumin-Gruppe bessere Allgemeinfunktion vor β Zellen, niedrigere HOMA-IR Levels und höhere Adiponectin-Levels verglichen mit der Plazebogruppe. Die Autoren schließen, dass Curcumin erfolgversprechend bei der Verhinderung der Entstehung von Typ II Diabetes ist.[39]

Hauterkrankungen am Beispiel Vitiligo

Bei der Vitiligo handelt es sich um eine Erkrankung, bei der die Betroffen im Laufe ihres Lebens charakteristische weiße, scharf begrenzte Flecken entwickeln. Größe, Form und Anzahl können unterschiedlich sein. Vitiligo kann

---

[38] Usharani et al., 2008.
[39] Chuengsamarn et al., 2012.

in jedem Alter auftreten. Untersuchungen haben gezeigt, dass bei Rund der Hälfte der Vitiligo-Betroffenen der Pigmentverlust im Alter von 10 bis 30 Lebensjahren beginnt und dann mit unterschiedlicher Geschwindigkeit fortschreitet.

Vitiligo wurde erstmals bereits vor ca. 3.500 Jahren beschrieben. Die Erkrankung ist relativ häufig, nach Schätzungen sind insgesamt 0,5% bis 2,0% der Weltbevölkerung betroffen, in Nordeuropa bzw. Österreich rechnet man mit 0,5% Betroffenen. Vitiligo-Betroffene leiden auch unter extremer Sonnenempfindlichkeit.

Vor allem die ästhetischen Risiken einer klassischen Vitiligo-Behandlung sind hoch. Bei einer 50%igen Repigmentierung der Vitiligo wird ein unästhetischer Kontrast zwischen gesunder und vitiligobetroffener Haut sichtbar.

Studienart	Erkrankung	Patienten-zahl	Dosis	Dauer
Preliminary, randomised	Vitiligo	10	2x/d	12 Wochen

Tabelle 20: Curcumin bei Vitiligo. Quelle: Asawanonda et al., 2010.

10 Patienten mit fokalem oder generalisiertem Vitiligo wurden entweder mit Kurzband-UVB oder mit Kurzband-UVB und einer Tetrahydrocurcuminoid-Salbe (einer Curcumin-Salbe) 2x täglich über einen Zeitraum von 12 Wochen behandelt. Beide Behandlungsarten zeigten signifikante Verbesserungen, wobei die Repigmentierung bei der Curcuma-Gruppe deutlich besser war.[40]

Gingivitis – Zahnfleischentzündung

Mit dem Begriff Gingivitis wird eine akute oder chronische Entzündung des Zahnfleischs, der Gingiva, bezeichnet. Wesentlich ist, dass die Gingivitis nicht als eine einzelne Erkrankung verstanden wird, sondern als ein Spektrum von

---

[40] Asawanonda et al., 2010.

Erkrankungen. Diese gingivalen Erkrankungen repräsentieren das Ergebnis verschiedener pathologischer Prozesse im Bereich des Zahnfleischs.

Die Gingivitis ist die häufigste der Parodontal-Erkrankungen, etwa 80% der Bevölkerung sind in unterschiedlichem Ausmaß davon betroffen. Sie wird ausgelöst durch eine bakterielle Mischinfektion, den Biofilm "bakterielle Zahnplaque": Dieser klebrige Zahnbelag besteht aus Bestandteilen des Speichels, aus Stoffwechselprodukten von Bakterien, Nahrungsresten sowie Mikroorganismen und ist Voraussetzung für die Entstehung verschiedener Erkrankungen von Zahn und Zahnfleisch.

Klinische Symptome sind Rötung, Schwellung und Blutungsneigung bei mechanischen Reizen (Zähneputzen, Biss in einen Apfel). Es zeigen sich dabei Stadien von mild bis schwer.

Studienart	Erkrankung	Patienten-zahl	Dosis	Dauer
	Gingivitis	30	unbekannt	21 Tage

Tabelle 21: Curcumin bei Gingivitis, Zahnfleischentzündung. Quelle: Muglikar et al., 2013

Dreißig Patienten mit generalisierter chronischer Gingivitis wurden wahllos in 3 Gruppen unterteilt. Gruppe 1 wurde einer mundhygienischen Behandlung (Scaling, Wurzelglättung) mit anschließender Chlorhexidinspülung unterzogen, Patienten der Gruppe 2 erhielten nach der Mundhygiene eine Curcumin-Lösung zur Spülung, bei der dritten Gruppe wurde auf die nachfolgende Spülung verzichtet. Zahnfleisch- und Plaque– ndices wurden an den Tagen 0, 7, 14 und 21 erfasst und die Unterschiede zwischen den Gruppen statistisch analysiert. Ergebnisse: Die klinischen Parameter zeigten in allen drei Gruppen eine Verbesserung verglichen mit der Ausgangssituation. Verglichen mit der Mundhygiene-Gruppe (Scaling und Wurzelglättung) zeigten beide Gruppen (Chlorhexidin und Curcumin) signifikant bessere Ergebnisse (P < 0.05). Vergleicht man die Curcumingruppe mit der Chlorhexidingruppe, so ergeben sich keine signifikanten Unterschiede. Conclusio: Curcumin ist als antientzündliche und anti-mikrobielle Mundspülung in der Wirkung vergleichbar mit Chlorhexidin. Curcumin kann daher als effektive Behandlungsmethode zusätzlich zu mechanischer Mundhygiene bei Gingivitis angesehen werden.[41]

Mögliche Nebenwirkungen

Zur Vollständigkeit werden abschließend auch mögliche negative Aspektte der Curcumintherapie und -prävention angeführt. So kann Curcumin die Aktivität von arzneimittelmetabolisierenden Enzymen (Cytochrom P450, GST, UDP-Glucuronosyltransferase) inhibieren. Dies wurde in-vitro und in Tiermodellen gezeigt.[42]

Personen, die sowohl Curcumin als auch Arzneimittel, die durch diese Enzyme metabolisiert werden, einnehmen laufen folglich Gefahr, dass die unerwünschte Akkumulation dieses Arzneimittels zu toxischen „Nebenwirkungen" führt.

Zusätzlich ist Curcumin ist ein Eisenchelator und kann in Mäusen Anaemie auslösen[43], es kann auch DNA-Schäden in Zellen hervorrufen[44]. DNA-Veränderungen sind allerdings ein üblicher Vorgang in der Krebsentstehung.

Allein der dargestellte kurze Auszug zeigt klar, wie effektiv und vielseitig die Behandlung mit Curcumin ist – bei unvergleichlich günstigen Behandlungskosten, auf völlig natürlicher Basis und praktisch ohne Nebenwirkungen.

Was die Schulmedizin in aufwändigen Studien erhebt und damit wissenschaftlich beweist, weiß man im Ayurveda längst anhand jahrtausendealter Erfahrung, wie das folgende Kapitel zeigt.

---

[41] Muglikar et al., 2013
[42] Thapliyal and Maru, 2001.
[43] Jiao et al., 2009.
[44] Cao et al., 2006.

ERKENNTNISSE DER ALTERNATIVMEDIZIN

Ayurveda

Ayurveda ist die weltweit älteste Lebens- und Gesundheitslehre. Sie entstammt Altindiens vedischer Hochkultur. Das Wissen wurde über tausende von Jahren mündlich überliefert, die ältesten Sanskrit-Schriften sind heute 5.000 Jahre alt. Ayurveda gilt auch als *Mutter der Medizin*. *Ayus* bedeutet Leben, *veda* das Wissen oder die Wissenschaft. Ayurveda kann als die Wissenschaft vom langen Leben bezeichnet werden. Es geht um eine gesunde Lebensführung in der Einheit von Körper, Geist und Seele unter Berücksichtigung aller Umweltfaktoren.

Was also heute in der westlichen Welt modern als EBM – Evidence Based Medicine (auf Erfahrungen beruhende medizinische Erkenntnisse) bezeichnet wird und nur auf wenige Jahrzehnte zurückblickt, wird im Ayurveda seit Jahrtausenden praktiziert.

Ein Wort, das im Zusammenhang mit Ayurveda immer wieder genannt wird, ist das Wort "Dosha". Sinngemäß übersetzt bedeutet es *einen den Körper beeinflussenden Faktor*. Doshas sind die Grundlage für das Verständnis von Ayurveda. Man übersetzt sie zur Vereinfachung oft mit den Begriffen *Funktions-* bzw. *Energieprinzipien*. Der Ayurveda unterscheidet drei dieser Energieprinzipien.

- Vata: das Bewegungsprinzip
- Pitta: das Feuer- bzw. Stoffwechselprinzip
- Kapha: das Strukturprinzip

Die Doshas leiten sich aus den fünf Elementen ab. Äther und Luft prägen das Vata-Dosha, Feuer und zu einem geringen Teil Wasser prägen das Pitta. Das Kapha leitet sich aus den Elementen Erde und Wasser ab

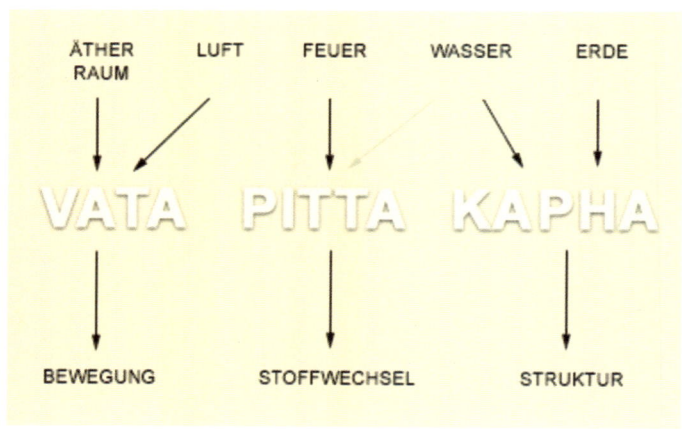

Abbildung 11: Vata, Pitta und Kapha

Die unterschiedlichen physikalischen Qualitäten der Elemente kennzeichnen die Eigenschaften der Doshas:

Element	Dosha	Eigenschaften
Äther, Luft	Vata	trocken, leicht, kalt, rauh, beweglich, schnell, subtil
Feuer (Wasser)	Pitta	flüssig, heiß, scharf, leicht, leicht ölig, beweglich
Wasser Erde	Kapha	glatt, ölig, schwer, fest, kalt, träge

Tabelle 22: Physikalische Eigenschaften der Ayurveda Elemente

Was hat das alles nun mit dem Menschen zu tun? Man findet diese Eigenschaften der Doshas in verschiedensten Kombinationen im Körper wieder.

Sie übernehmen dort u.a. folgende Funktionen:

Dosha	Prinzip	Funktion
Vata	Bewegung	Beweglichkeit, Wachheit, Trennung von Nähr- und Abfallstoffen, Ausscheidung, Atmung
Pitta	Stoffwechsel	Verdauung, Sehkraft, Wärmeproduktion, Hunger & Durst, Intellekt, Elastizität
Kapha	Struktur	Stabilität, Kraft, Geduld, Potenz, Geschmeidigkeit, Nachsicht, Mut und Großzügigkeit

Tabelle 23: Funktionen der Ayurveda Elemente

Vata ist beispielsweise zuständig für die Beweglichkeit – sowohl körperlich , als auch geistig (Wachheit). Es ist verantwortlich für die Trennung von Nähr- und Abfallstoffen und für die Ausscheidung sowie die Atmung.

Pitta, das Feuerprinzip regelt unter anderem die Verdauung, die Wärmeproduktion, das Hunger- und Durstgefühl, aber auch die Sehkraft. Außerdem ist es für den Intellekt und die Elastizität des Körpers verantwortlich, insbesondere jener der Gelenke.

Kapha als Strukturprinzip gibt Stabilität, Kraft und Potenz und ist gleichzeitig die Basis der Eigenschaften Großzügigkeit, Mut und Nachsicht.

Tagesrhythmus, Jahreszeiten, Wetter

Tageszeiten haben Einfluss auf unsere Doshas, wie auch unsere Jahreszeiten. Die Jahreszeiten mit ihren typischen Wetterlagen beeinflussen die Doshas maßgeblich. Der Sommer wird z.B. durch das Element Pitta (Hitze) beherrscht, das Pitta erhöht sich: Das hat automatisch Auswirkungen auf unseren Körper und Geist.

Der Tag wird in sechs Zeitabschnitte geteilt, in denen jeweils ein Dosha vorherrscht. So ist beispielsweise die Zeit zwischen sechs und zehn Uhr morgens Kapha-Zeit. In dieser Zeit ist das Kapha in unserem Körper erhöht.

Ernährung im Ayurveda

Die Ernährung nimmt im Ayurveda einen besonders großen Stellenwert ein. Es wird nichts grundsätzlich verboten – der Ayurveda empfiehlt eine ausgewogene und der Konstitution entsprechende Nahrung. Ausgewogen im ayurvedischen Sinne bedeutet, alle sechs Geschmacksrichtungen zu berücksichtigen: süß, sauer, salzig, scharf, bitter und die Richtung *zusammenziehend*.[45] Jede dieser Geschmacksrichtungen beeinflusst die Doshas: süß z.B. verringert Pitta und Vata, erhöht jedoch Kapha.

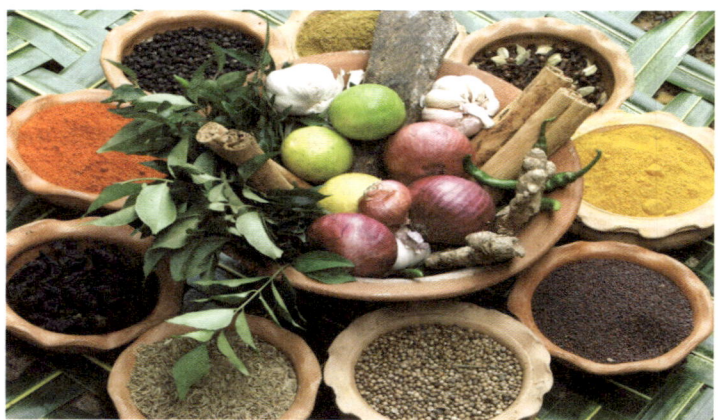

Abbildung 12: Curcuma als ayurvedisches Nahrungsmittel

---

[45] Hier ist zu erwähnen, dass es auch in der Schulmedizin einen 5. Geschmackssinn der Zunge gibt, *Umami* wurde erst 2002 in Japan entdeckt und bedeutet *köstlich*, es entspricht natürlichen früher als Geschmacksverstärker bezeichneten Substanzen. Die weitaus meisten Aromen „schmeckt" man beim Essen *retronasal*, also über den Geruchssinn, es können von Menschen etwa 10.000 Aromen unterschieden werden.

Nahrungsaufnahme ist auch Energieaufnahme. Durch die richtige Nahrung und die entsprechende Zusammenstellung des Essens man also also das Dosha positiv beeinflussen.

Die Bedeutung des Stoffwechsels

Einem funktionierenden Stoffwechsel kommt im Ayurveda eine zentrale Aufgabe zu. Für eine gestörte Verdauung gibt es im Ayurveda verschiedene Ursachen. Ihnen allen ist gemein, dass unverdaute Nahrung zu Stoffwechselgiften führt, die den Körper belasten und auf Dauer Krankheiten hervorrufen. Diese Gifte werden im Ayurveda *Ama* genannt. Die Erhöhung der Verdauungskraft und der beständige Abbau von Ama im Körper sind ein elementares Anliegen des Ayurveda.

Ayurveda und Curcuma

Die bitteren, scharfen und herben Wirkstoffe der Curcuma bauen nach der ayurvedischen Medizin das Kapha und das Ama ab. Sie wirken durch die Schärfe aber wiederum aktivierend und erwärmend, sodass gleichzeitig das Vata beruhigt wird, vor allem im Bereich des Magen-Darm-Traktes und des Nervensystems im Sinne der Linderung vegetativer Beschwerden.

Die ayurvedische Klassifikation der Curcuma:

- Rasa: bitter, scharf, herb
- Guna: leicht, trocken
- Vipaka: scharf
- Virya: erhitzend
- Doshas: verringert alle drei Doshas und unterstützt Pachaka
- Dhatus: reinigt und stärkt Ratka

In der Tradition des Ayurveda wird daher die Curcuma vielfach zur Regulation des Magen-Darm-Traktes eingesetzt. Sie hilft bei Magenkrämpfen, unterbindet Völlegefühl und besänftigt Blähungen. Sie wird im Ayurveda auch als *Zauberwurzel* bezeichnet, weil sie dem Kortison vergleichbar starke entzündungshemmende Eigenschaften besitzt. Man setzt die Curcuma deshalb auch bei Vergiftungen und Infektionen ein. Sie zählt neben der Fruchtschale der Avocado, dem Alant, Schwarzkümmel, Granatapfelbaum und der Aloe Vera auch zu den natürlichen Wurmmitteln und wirkt gegen Darmparasiten.

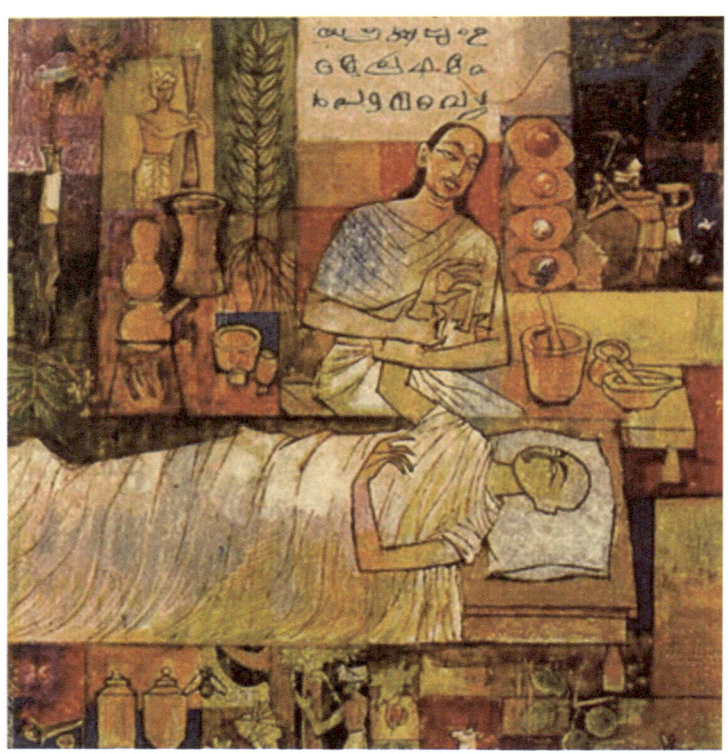

Abbildung 13: Heilung mit ayurvedischer Ernährung

Die regelmäßige Einnahme von Curcuma hilft sowohl gegen Shigella- wie auch gegen E.Coli-Bakterien, welche Ruhr bzw. Durchfall verursachen. Curcuma fördert nach ayurvedischen Erkenntnissen außerdem die Durchblutung, die Zellerneuerung und sie hält das Nierengewebe elastisch. Sie reinigt das Blut, bekämpft effektiv Viren und Bakterien, stimuliert die Blutgefäße, wirkt erwärmend und durchblutungsfördernd. Die Curcuma stärkt außerdem die Leber, indem sie organstärkend wirkt und somit ausgleichend auf den Cholesterinhaushalt Einfluss nimmt und damit auch Diabetes vorbeugt. Außerdem wird die Leber-Gallensekretion gefördert und damit die Fettverdauung unterstützt.

Traditionelle Chinesische Medizin

Die im Vergleich zum Ayurveda „junge" Traditionelle Chinesische Medizin (TCM) hat ihren Ursprung vor etwa 3.000 Jahren. Der philosophische Hintergrund ist der Taoismus, eine chinesische Philosophie und nicht-theistische Religion.

Die TCM basiert auf folgenden 5 Säulen, die nach den gleichen Wirkweisen und Grundlagen funktionieren und sich alle gegenseitig stützen:

- Akupunktur
- Pharmakologie
- Tuina-Massage
- Qigong
- Ernährungslehre

Die TCM verfolgt also einen ganzheitlichen Ansatz. Ein guter Koch als Kenner der Ernährungslehre besitzt dementsprechend auch Kenntnisse der Kräuterheilkunde, der Grundlagen der Medizin und kennt das Meridiansystem. Auch Ärzte, die traditionell arbeiten, kennen die Wirkweisen der Nahrungsmittel und wissen, wie diese therapeutisch eingesetzt werden können und zubereitet werden müssen. Viele der in ihrer spezifischen Wirkweise erforschten

Nahrungsmittel und Kräuter wachsen übrigens auch in europäischen Breitengraden. Daher lässt sich die Ernährungslehre der TCM relativ leicht auf unseren Kulturkreis übertragen.

Im alten China wurde bereits ein besonderes Augenmerk auf die Vorbeugung von Krankheiten gelegt. Ein Aspekt, der in Europa bis heute unterrepräsentiert ist. Die Chinesen waren darauf bedacht, Ungleichgewichte frühzeitig zu erkennen und mit den richtigen Mitteln gegenzusteuern. Es ist überliefert, dass Ärzte nur bezahlt wurden, solange ihre Patienten gesund blieben – also ein völlig gegensätzlicher Ansatz, verglichen mit der westlichen Schulmedizin. Demzufolge dient auch die Ernährung vor allem der Prophylaxe.

Prinzipien der chinesischen Medizin

1. Yin und Yang bleiben im Gleichgewicht

Ausgehend von der chinesischen Philosophie wird auch in der TCM vor allem der Ausgleich dieser beiden Gegensätze angestrebt. Dabei ist zu beachten, dass das Yin das Yang bedingt und sie ineinander übergehen.

YIN	YANG
Substanz	Energie
kalt	warm
passiv	aktiv
dunkel	hell
unten	oben
Nacht	Tag
Blut	Säfte Qi

Tabelle 24: Yin und Yang

Wenn Yin und Yang im menschlichen Körper ausgewogen und alle Organe in Harmonie sind, fühlen wir uns ausgeglichen und gesund.

Thermische Wirkung der Nahrungsmittel

Eine erste Einteilung der Nahrungsmittel nach den Prinzipien des Yin und Yang erfolgt nach deren thermischer Wirkung:

- Heiß
- Wärmend
- Neutral
- Kühlend
- Kalt

Diese Einteilung ermöglicht es, über die Nahrung unausgewogene Zustände zwischen Yin und Yang zu harmonisieren – oder noch besser: Sie gar nicht erst auftreten zu lassen. Die meisten Ungleichgewichte oder Krankheitsbilder lassen sich grob einem Yin- oder Yang-Zustand zuordnen

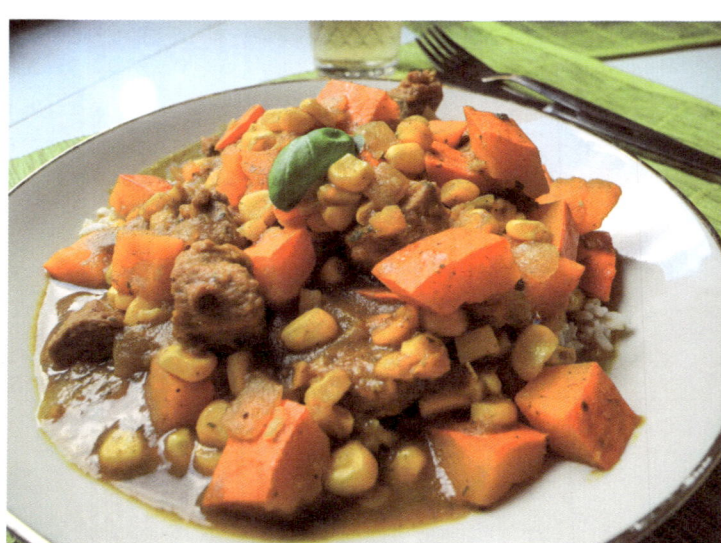

Abbildung 14: Wärmendes Curry

Eine einseitige Bevorzugung einer thermischen Wirkqualität soll bei der Ernährung vermieden werden. Die Speisen sollen thermisch ausgewogen sein. Das erreicht man über die Kombination von den entsprechenden Zutaten. Durch Beachten der thermischen Qualitäten können so nach der TCM bereits die gröbsten Ernährungsfehler vermieden werden.

Geschmacksrichtungen

Eine weitere Einteilung der Nahrungsmittel nach der TCM erfolgt nach ihrer Geschmacksrichtung.

- Holz: sauer – bewahrt Körpersäfte und zieht zusammen, wie Zitrone, Hagebuttentee saure Obstsorten, …
- Feuer: bitter – leitet nach unten, wie bittere Blattsalate, Kaffee, …

- Erde: süß – baut Energie auf, harmonisiert, entspannt, befeuchtet wie Nüsse, Gemüse, ...
- Metall: scharf - löst Stagnation, zerstreut, verteilt, wie Chilischoten, Kren, Ingwer, ...
- Wasser: salzig – leitet nach unten, weicht auf, wie Algen, Hülsenfrüchte

Die Fünf Elemente oder Wandlungsphasen

Ein weiteres grundlegendes Konzept in der TCM ist die Zuordnung der Organe zu bestimmten Elementen oder Wandlungsphasen. Grundsätzlich wird ein Kreislauf beschrieben, den man auch in der Natur beobachten kann. Die Chinesen unterscheiden fünf Jahreszeiten:

- Frühling
- Sommer
- Spätsommer
- Herbst
- Winter

Jede Jahreszeit entspringt aus der vorigen und geht fließend in die nächste über. Wie auch bei den Jahreszeiten, gibt es noch andere Rhythmen und Gesetzmäßigkeiten, die sich auf Alter, Meridiane, Organe, Nahrungsmittel und Geschmacksrichtungen beziehen.

In der folgenden Tabelle ist der so genannte Fütterungszyklus dargestellt. Er besagt, dass zum Beispiel das Feuerelement das Erdelement nährt. Oder das Erdelement nährt das Metallelement. Dieses Wissen ist wichtig für die Diagnose und die anschließende Therapie von Krankheiten.

HOLZ sauer	FEUER bitter	ERDE süß	METALL scharf	WASSER salzig
Frühling	Sommer	Spätsommer	Herbst	Winter
Saure Früchte Weizen Essig Petersilie Huhn Tomate Frische grüne Kräuter Sprossen	Roggen Thymian bittere und rote Gemüse rotes Obst bittere Kräuter heißes Wasser	Hirse, Mais gelbes und braunes Gemüse Fleisch Obst Öle, Fette Nüsse, Samen	Gewürze Lauch, Zwiebel Ingwer Reis weißes Gemüse Truthahn getrocknete Gewürze	Salz Fisch Hülsenfrüchte kaltes Wasser
Leber Gallenblase	Herz Dünndarm	Magen Milz	Lunge Dickdarm	Niere Blase

Tabelle 25: Nahrungsmittel der fünf-Elemente-Küche

In der chinesischen Medizin steht der Mensch im Mittelpunkt. Anhand seiner individuellen Bedürfnisse werden die passenden Lebensmittel aus dem zur Verfügung stehenden saisonalen Nahrungsmittelangebot ausgewählt. Dies steht im Gegensatz zu den westlichen Diäten, wo sich der Mensch einer bestimmten Ernährungsweise anzupassen hat. Die TCM-Ernährung ist also nicht mit einer Diät zu vergleichen.

Ist der Mensch gesund, kann er sich mit dem Wissen der oben genannten Grundsätze, dem Ausgleich von Ungleichgewichten, der thermischen und geschmacklichen Wirkweise der Nahrungsmittel und dem Ablauf der Jahreszeiten dauerhaft gesund ernähren. Im gemäßigten Klima heißt das, dass die Nahrungszufuhr hauptsächlich aus warmen, neutralen und erfrischenden Lebensmitteln zu erfolgen hat.

Als Grundregel in der TCM gilt: Saisonal und regional kochen. So werden automatisch die richtigen Nahrungsmittel für die entsprechende Jahreszeit verwendet. Das heißt: im Winter mehr erwärmende Gerichte wie Lammeintopf, Wild, Wintergemüse wie Lauch, Karfiol mit einem Glas Rotwein oder Bratäpfel mit Zimt und Rosinen. Im Frühling und Sommer dagegen leichte Salate, Huhn, Südfrüchte, Tomaten und Gurke.

Anhand der Symptome können Beschwerden oder Erkrankungen den fünf Wandlungsphasen zugeordnet werden, die daraufhin mit den entsprechenden Lebensmitteln behandelt werden.

Ein weiteres Merkmal der chinesischen Medizin ist die Zuordnung von Emotionen zu einem bestimmten Element. Die chinesischen Ärzte erkannten schon vor 3.000 Jahren, dass Körper-Geist-Seele eine Einheit darstellen, dass Emotionen und körperliche Beschwerden nicht getrennt angesehen werden können. Mit diesen Erkenntnissen lassen sich alte, auch europäische Redewendungen und Sprichwörter verstehen, wie: *„Mir ist eine Laus über die Leber gelaufen; das geht mir an die Nieren."*

Auch ein Übermaß ungünstiger Emotionen kann durch verschiedene Nahrungsmittel beeinflusst werden. Einen wichtigen psychologischen Aspekt stellt nach der TCM das Kochen dar. Der Mensch, der für sich kocht, tut sich etwas Gutes. Er nährt sich, schaut auf sich. Kochen stärkt z.B. besonders die Erdorgane Magen und Milz.

Vorteile der TCM Ernährung

Der Mensch wird in der TCM in seiner Gesamtheit gesehen. Disharmonien werden prophylaktisch schon vor Ausbruch erkannt und können rechtzeitig behoben werden. Dabei ist keine Diät erforderlich, man muss sich an keine starren Pläne halten. Ist man einmal mit den Grundsätzen der Thermik, der Geschmacksrichtungen und den Jahreszeiten vertraut, kann man aus einem großen Nahrungsmittelangebot wählen. Das stärkt die Vitalität und schon mit kleinen Korrekturen können Wohlbefinden sowie Vitalität wesentlich gestärkt werden.

Am besten wird die Ernährung auf Basis seiner individuellen Beratung auf die jeweilige Konstitution abgestimmt. Abschließend erfolgt eine „Stärkung der Mitte", man erreicht sein persönliches Wohlfühlgewicht und wird mit sich zufriedener und geerdet.

Die Rolle von Curcuma in der TCM

In der traditionellen chinesischen Medizin besitzt die Curcuma, *jiang huang* wegen ihrer Gelbfärbung einen starken Bezug zur Wechselphase Erde bzw. dem körperlichen Zentrum. Sie zeigt ein geschmacklich warmes Temperaturverhalten, ist gleichzeitig scharf sowie bitter und besitzt damit einen Meridianbezug zu Milz, Leber und Magen.

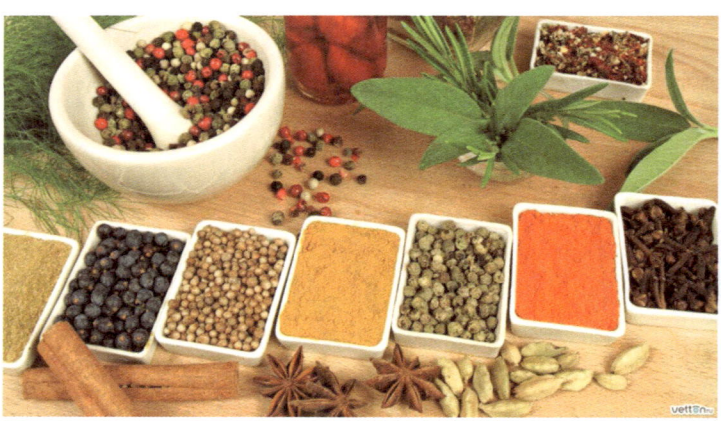

Abbildung 15: Curcuma in der TCM

Insgesamt hat die Curcuma in der TCM folgende Wirkungen:

- Sie reguliert und bewegt das Blut (Xue)
- d.h. Stauungen, hervorgerufen durch Kälte werden aufgelöst
- Schmerzen im Brustbereich und Abdomen gelindert

- Schwellungen, Entzündungen, Muskel- und Gelenkschmerzen verringert.

Allein die Förderung der Durchblutung beugt heute den am weitest verbreiteten Zivilisationserkrankungen des Herz-Kreislaufsystems vor und deutet auch auf die Krebsprophylaxe hin, wie in einem weiteren Kapitel anhand des Erfordernisses eines aeroben Zellstoffwechsels beschrieben wird. Dazu kommen neben den Lungenerkrankungen sämtliche rheumatische Beschwerden.

Traditionelle Europäische Medizin

Die Traditionelle Europäische Medizin (TEM) ist ein nicht exakt definierter Sammelbegriff. Unter TEM wird eine Reihe von Behandlungsverfahren subsummiert, die im Verlaufe der Jahrhunderte im europäischen Kulturkreis entstanden sind. Diese Methoden sind dabei überwiegend der Alternativ- oder Komplementärmedizin zuzurechnen. Zur TEM, die zunehmend auch in Kurhäusern Anwendung findet, wird in der Regel die Naturheilkunde, die Kneipp-Medizin die anthroposophische Medizin und die Homöopathie gerechnet.

Naturheilkunde

Im Rahmen der TEM umfasst die Naturheilkunde überlieferte, aus der Natur stammende Mittel und Maßnahmen, um die Selbstheilungskräfte des Körpers zu mobilisieren:

- Ernährung
- Heilkräuter
- Atmung
- Luft, Wasser, Licht
- Ruhe und Bewegung

- Wärme und Kälte

Daraus leiten sich die zur Naturheilkunde zählenden Methoden ab, wie die Diätetik auf Basis vollwertiger, biologischer und vor allem vegetarischer Ernährung, die Phytotherapie auf Grundlage heimischer Heilpflanzen, die Hydro- und Balneotherapie mit traditionellen Wasseranwendungen und Wickel, die Bewegungs- sowie die Ordnungstherapie auf Basis einer ausgewogenen Lebensführung mit regelmäßigem Rhythmus und im Einklang mit der Natur.

Kneipp-Medizin

Das Kneipp-Verfahren ist nach Pfarrer Sebastian Kneipp benannt. Seine Behandlungsmethoden umfassen ähnlich wie die Naturheilkunde Wasseranwendungen, Pflanzenwirkstoffe sowie Bewegungs- und Ernährungsempfehlungen.

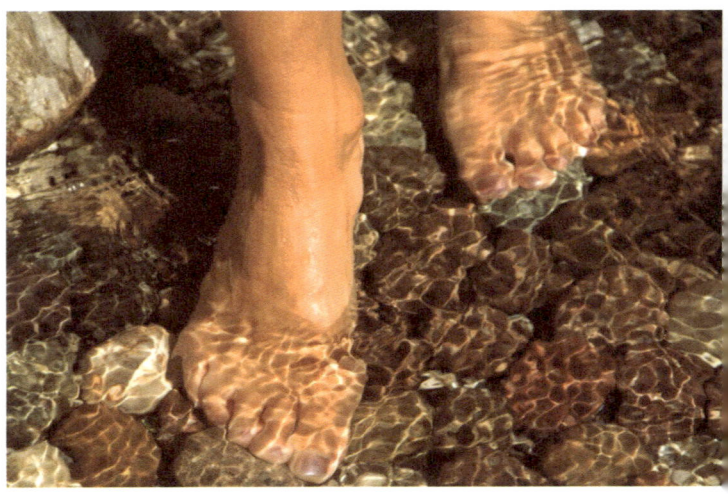

Abbildung 16: Wasserbehandlung in der Kneipp-Therapie

Die Naturheilkunde wie auch die Kneipp-Medizin sehen sich grundsätzlich nicht als Konkurrenz zur Schulmedizin, sondern werden ergänzend eingesetzt bzw. mit anderen schulmedizinisch etablierten Verfahren kombiniert.

Anthroposophische Medizin

Grundelement der Anthroposophischen Medizin ist der Aufbau einer tiefen, persönlichen Arzt-Patient-Beziehung. Daraus entsteht eine Vertrauensbasis, um die verschiedenen Ebenen der Existenz des Patienten in einer individuellen Diagnose zu erfassen und die Therapie darauf aufzubauen. Die Anthroposophische Medizin ist ebenfalls als Ergänzung zur Schulmedizin zu sehen und bezieht heute den gesamten Bereich moderner Labordiagnostik und apparativer Untersuchungstechniken mit ein.

Darüber hinaus erweitert sie ihren Blick auf die höhere Ebene der Lebens-Organisation, durch welche die physischen Stoffe und Prozesse des Körpers zu einem Gesamtorganismus zusammengefügt werden. Ihre Wirkung äußert sich in der Summe der selbstregulierenden physiologischen Vorgänge:

- Stoffwechsel
- Wachstum
- Regeneration

Diese Prozesse bilden die Grundlage für die Entwicklung einer ganzheitlichen Gesundheit. Auf dieser Ebene steht die Anthroposophische Medizin in enger Beziehung zu den anderen TEM-Konzepten wie der Naturheilkunde und der Homöopathie.

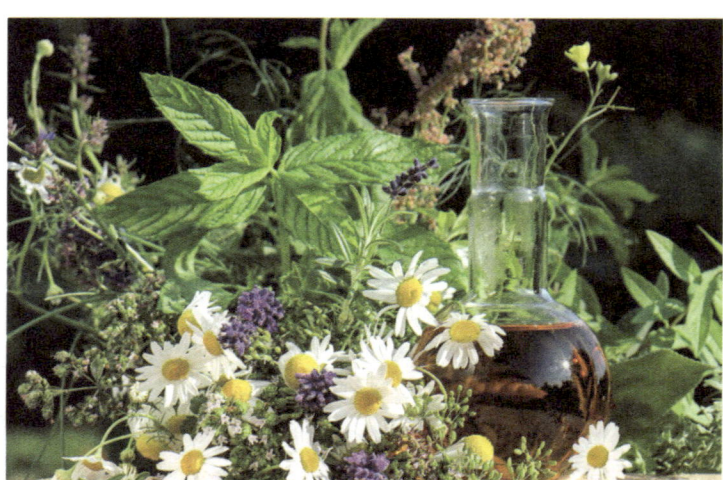

Abbildung 17: Kräuter in der TEM

Bei der Anthroposophischen Medizin kommt durch die Erlebnisfähigkeit des menschlichen Organismus eine weitere, seelische Ebene in Betracht, die sich in den letzten Jahrzehnten auch unter dem Titel *Psychosomatische Medizin* etabliert hat: Die Persönlichkeit der Patienten, ihr Krankheitserleben und - empfinden, Selbstbild, Ängste und Hoffnungen, die Gesamtheit aller aktuellen und vergangenen Erfahrungen haben bei der Entstehung von Krankheit ebenso Bedeutung wie im therapeutischen Prozess.

Homöopathie

Bei der Homöopathie fällt eine exakte Definition oder Abgrenzung zur traditionellen Pflanzen- bzw. *Phytotherapie* schwer. Der Begriff *Homöopathie* stammt aus dem Griechischen und kann mit *ähnliches Leiden* übersetzt werden. Das bedeutet, dass in der Homöopathie eine Erkrankung mit einer (sehr) kleinen Menge eines Naturstoffs behandelt wird, der in größerer Dosis, einem gesunden Menschen verabreicht, zu ähnlichen Symptomen führt, wie sie für eine bestimmte Erkrankung charakteristisch sind

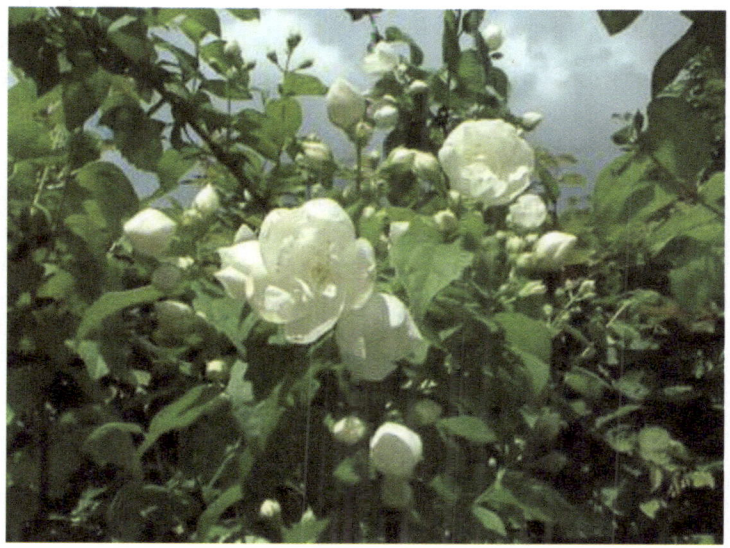

Abbildung 18: Wilder Jasmin

So kommt es etwa nach Einnahme einer Zubereitung aus wildem Jasmin zu Fieber und Abgeschlagenheit – typischen Grippesymptomen. Dieser wilde Jasmin wird in der Homöopathie folclich entweder allein oder als wichtiger Bestandteil in homöopathischen Grippemitteln verwendet. Diese sogenannte *Ähnlichkeitsregel* (lat. similia similibus curentur) ist eines der drei Grundprinzipien der Homöopathie.

Aufgrund der extrem hohen Verdünnung der Wirkstoffe und der weitgehend fehlenden Bestätigung durch klinische Studien ist die Homöopathie umstritten, obwohl sie nur durch Ärzte zur Anwendung kommen darf.

Während einige Autoren auch die Humoralpathologie und andere Elemente der Klostermedizin (beispielsweise die Hildegard-Medizin) zur traditionellen europäischen Medizin zählen, wollen andere den Begriff enger fassen. Da sich die den einzelnen Behandlungsmethoden zugrunde liegenden Theorien teilweise widersprechen, gibt es im Gegensatz zur TCM kein gemeinsames System.

TEM und Curcuma

Die Diätetik der Naturheilkunde arbeitet mit vollwertiger und überwiegend vegetarischer Ernährung. Curcuma kann hier ergänzend im Sinne der schulmedizinischen Erkenntnisse in das Ernährungsprogramm integriert werden. Eine weitgehende Übereinstimmung gibt es auch im Bereich der Phytotherapie, die auf dem Wirkspektrum der bioaktiven Substanzen von Pflanzen aufbaut. Die „zugewanderte" Curcuma findet hier mit ihren extrem vielfältigen Heilwirkungen heute auch in der TEM hohe Anerkennung.

Ebenso wichtig im Sinne des ganzheitlichen Ansatzes der Anthroposophie ist die geeignete Abstimmung der Therapie wie auch vorweg der Prävention mit Curcuma mit allen begleitenden therapeutischen Maßnahmen und der psychologischen Ebene, wie im nächsten Kapitel auch im Rahmen der Psychosomatik dargestellt wird.

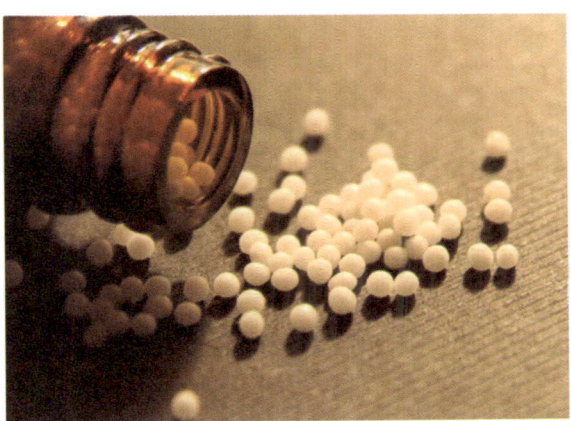

Abbildung 19: Curcuma als Homöopathikum

Als Homöopathikum wird Curcumin in den Potenzen D1 - D3 zur Förderung der Gallenproduktion, bei Rheuma, Verdauungsbeschwerden und Leberschwäche, nicht allerdings bei Leberverschluss oder Gallensteinen verabreicht.[46]

---

[46] Auch unter www.curcuwid.at erhältlich

PSYCHOLOGISCHE ASPEKTE

Die vorangegangenen Kapitel und Fallbeispiele haben gezeigt, dass die psychologischen Aspekte untrennbar mit dem Entstehen wie auch mit der Heilung von Krankheiten verbunden sind – ob es nun ursächlich ist oder es sich um unterstützende Effekte handelt. Wenn also über Curcuma und ihren Einsatz für die Prävention und Therapie gesprochen wird, muss auch die psychisch-seelische Ebene betrachtet und damit abgestimmt werden.

Psychosomatik

Körperliche, psychisch-seelische und soziale Faktoren wirken zusammen, wenn es um Gesundheit – aber auch um Krankheit geht. Diese Faktoren sind aus heutiger Erkenntnis auf das Engste miteinander verbunden.

In der Schulmedizin spricht man in diesem Zusammenhang vom bio-psycho-sozialen Modell. Damit soll ausgedrückt werden, dass körperliche, psychische und soziale Prozesse immer untrennbar verbunden sind.

Die Psychosomatik kann als jener Bereich in der Medizin abgegrenzt werden, in dem diese Zusammenhänge und Wechselwirkungen im Vordergrund stehen. Das heißt, dass es bei Beschwerden aus psychosomatischer Sicht nicht ausreicht, nur die körperliche oder nur die psychische Situation der Patienten zu beachten.

Gleichzeitig versteht die Psychosomatik unter Gesundheit ein dynamisches Gleichgewicht, das auch eine Auseinandersetzung mit Anforderungen benötigt, und zwar auf körperlicher, psychischer wie auch sozialer Ebene.

Die Psychosomatik vertritt die Ansicht, dass es innerhalb der herkömmlichen Schulmedizin keine Unvereinbarkeiten gibt, es aber noch einer großen gemeinsamen Anstrengung bedarf, um die Psychosomatik in der Begegnung mit dem Patienten selbstverständlich in die Therapie und Prävention zu integrieren. Denn die Psyche ist immer Teil des ganzheitlichen medizinischen Zustandes – und oft ursächlicher Auslöser: Bei einem Viertel der erwachsenen Bevölkerung treten nach Information des Österreichischen Institutes für Psychosomatik psychisch verursachte Erkrankungen auf.

Die Schulmedizin der letzten 200 Jahre war nur auf den Körper bezogen. Diese Sichtweise stößt aufgrund jüngster wissenschaftlicher Erkenntnisse immer mehr an ihre Grenzen. Typische psychosomatische Krankheiten sind Ängste und Paniksyndrome, negative Gefühle, Essstörungen, funktionelle Beschwerden des Magen-Darm-Traktes, rheumatoide Arthritis oder sexuelle Funktionsstörungen und in zunehmendem Maße stressbedingte Erschöpfungs- und Depressionssymptome bis hin zum Burnout.

Der verhaltenstherapeutische Ansatz der Psychosomatik hat für diese und weitere Krankheitsbilder praktische Behandlungsverfahren entwickelt. Dabei wird sowohl die körperliche Seite (mit Hypnose, Biofeedback, Entspannungsübungen, Qi Gong) berücksichtigt wie auch die psychische Seite. Besonders wichtig ist es für den Therapeuten, einen Zugang zu den emotionalen Innenwelten der Patienten zu erhalten. Hier wird die Verbindung der Psychosomatik zur Anthroposophie deutlich.

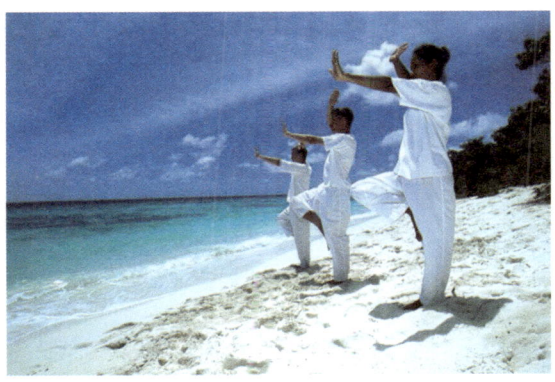

Abbildung 20: Qi Gong Entspannungsübungen

Psychosomatische Beschwerden führen in der Regel wie aus anderen Gründen resultierende Beschwerden dazu, dass ärztliche Hilfe gesucht wird. Diese Beschwerden sind jedoch nicht immer objektivierbar, d.h. es kann nicht immer eine eindeutige Diagnose gestellt werden. Oft lassen sich auch keine organischen Funktionsstörungen finden, obwohl das Beschwerdebild dies vermuten lässt. Das bedeutet aus Sicht der Psychosomatik nicht, dass diese Beschwerden nicht real sind – sondern dass sie ganzheitlich erfasst und behandelt werden müssen.

Es erhalten zwar aktuell rund 75% der Patienten mit psychosomatischen Beschwerden von ihren Hausärzten eine grundlegende Beratung über die Ursachen und den Umgang mit diesen Erkrankungen. Bisher erfolgt eine gezielte psychosomatisch-psychotherapeutische und daraus abgeleitete medikamentöse Behandlung jedoch lediglich bei einer Minderheit dieser Patientengruppe.

In solchen und ähnlichen Fällen bietet das österreichische Netzwerk für Psychosomatik (netzwerk-psychosomatik.at) einen regionalen Ansprechpartner.

Glücksforschung

Psychologische Erkenntnisse

Die herrschende Definition des Glücks lautet, dass Glück subjektives Wohlbefinden ist. Deshalb besteht es auch nicht aus einem einzelnen Stoff, sondern hat eine individuelle innere Struktur – es entwickelt sich ein Leben lang und kommt durch das dynamische Zusammenspiel von vier Glücksmodulen zustande:

1. Zufriedenheit mit dem Leben und den
2. persönlich wichtigsten Lebensbereichen,
3. mehr angenehmen Gemütszuständen als
4. unangenehmen Gemütszuständen.

Glücklich ist, wer zufrieden ist und mehr angenehme als unangenehme Gemütszustände hat. Das ist empirisch überprüfbar. Ein ergänzendes Modell stammt von Nobelpreisträger 2002 und Glücksforscher Daniel Kahneman. Ihm zufolge ist das Glück die:

> Summe der momentan erlebten angenehmer Gefühle
> – Summe der momentan erlebten unangenehmen Gefühle
> = Momentan erlebtes, „wahres" Glück

Das momentan erlebte Glück ist – im Gegensatz zum erinnerten oder zukünftig erwarteten Glück – seiner Meinung nach das „wahre" Glück, weil Menschen es am sichersten empfinden, bewerten und beurteilen können. So wissen sie auch am exaktesten darüber Bescheid und können ohne gedankliche Kurzschlüsse und Erinnerungsfehler unverfälscht darüber Auskunft geben. Das Glück ist auch ein lebenslanger Prozess, der drei zeitliche Aspekte aufweist. In der Fachwelt unterscheidet man heute – auf Basis der Arbeiten von Daniel Kahneman zwischen dem Glück als einem:

- momentanen Gemütszustand. Das sind unsere Glücksgefühle, Gefühle großer Freude oder Hochstimmung, die immer nur im Augenblick erlebt werden und Sekunden anhalten können – das momentan erlebte („wahre") Glück.
- Eine zeitlich überdauernde Grundgestimmtheit oder genetisch veranlagte Neigung. Das ist das erinnerte Glück, Lebensglück im Allgemeinen oder allgemeine Glücksniveau, gleichsam eine ständig angenehme leise Hintergrundmusik, die ständig unbeirrt im Gehirn abläuft und dem
- zukünftig erwarteten Glück, wie es in einer beruflichen Beförderung, dem nächsten Urlaub, einem Studienabschluss oder einem Lottogewinn zu finden sein kann.

Wer diese drei Glücksformen unterscheiden kann, hat mehrere Vorteile: Jede dieser drei Glücksarten hat unterschiedliche Ursachen, Zusammenhänge und Folgen und erfordert unterschiedliche Interventionsansätze.

Glück und die Biochemie im Gehirn

Wie glücklich oder unglücklich Menschen sind, geht mit vier Botenstoffen eng Hand in Hand. Vor allem der alles entscheidende „Freudensaft" und Botenstoff zum Aufbau der Glücksgefühle, das Dopamin spielt – in Verbindung mit Noradrenalin und β-Endorphin – dabei die zentrale Rolle. Aber auch Serotonin ist am Glück und Wohlbefinden maßgeblich beteiligt. Diese Stoffe sie die stärksten, mental (emotional-gedanklich) verändernden Wirkstoffe, welche die Natur in Jahrmillionen zusammengebraut hat. Damit diese mental verändernden Botschaften von einer Nervenzelle zu ihren Partnerzellen übertragen werden können, sind diese Stoffe als Boten zwischen ihnen notwendig. Sie sind selbst produzierte Überträger- und Signalmoleküle, die alle biochemischen Botschaften übermitteln. Ohne diese ist keine Kommunikation im Gehirn möglich. Deshalb liegen sie jeder Emotion, jedem Gefühl, jeder Stimmung, jedem Gedanken, allem Lernen, jeder Entscheidung, jeder Erinnerung, jeder Bewegung und allem was Menschen tun oder lassen zugrunde. Alles, was im Gehirn abläuft, ist an diese Botenstoffe gebunden: Ohne Dopamin, Noradrenalin, Serotonin und β-Endorphin könnte das Gehirn keine Informationen verarbeiten. Der individuell unterschiedliche Botenstoff-Cocktail ist daher nicht nur überlebensnotwendig, sondern spielt auch die ständig leise Hintergrundmusik bei allem, was Menschen empfinden, fühlen, „denken", entscheiden und tun oder lassen und uns in einen individuellen Glückszustand versetzen.

Botenstoff Dopamin: Freude, Antrieb und Lust

Der wichtigste Botenstoff zum Aufbau der Glücksempfindungen ist Dopamin in Verbindung mit Noradrenalin. Dabei wirkt Dopamin wie eine reizvolle Verführerin, bei deren Anblick Menschen sich „sehr gut" fühlen. Ihr Anblick löst Wollen, Begehren, freudige Erwartungen schöner Umstände in der Fantasie, Motivation, Antrieb, Aufmerksamkeit, Interesse, Lust, Freude, Begeisterung aus und hält sie aufrecht. Dabei wirkt Dopamin wie ein Scheinwerfer, der die

Aufmerksamkeit auf alles Angenehme, Erfreuliche und Vergnügliche lenkt, bündelt und den Menschen vorwärts, hin zur Erreichung seiner Ziele treibt.

Andererseits ist leider auch das Gegenteil wahr: Ohne genug Dopamin machen Menschen nichts, rein gar nichts, keinen Handschlag und keinen Finger krumm, weil zuwenig Dopamin in den Dopamin-Synapsen deckungsgleich mit Freud-, Antriebs-, Lust- und Interesselosigkeit einhergeht. Chronisch mittel- und schwerdepressive Menschen verfügen über einen zu geringen Dopaminspiegel in ihren Synapsen. Dopamin ist der maßgebliche Botenstoff zur Beschaffung aller Arten von Belohnungs- und „Glückshappen". Ein erhöhter Dopaminspiegel in den Synapsen ist deshalb mit allem Angenehmen, Erfreulichen und Vergnüglichen und ein zu niedriger Dopaminspiegel mit chronisch schlechter Stimmung, mittelschwerer und schwerer Depression untrennbar eng miteinander verbunden. Die folgende Grafik zeigt im Überblick die neuro- und molekularbiologischen Lebensprozesse im Dopaminsystem:

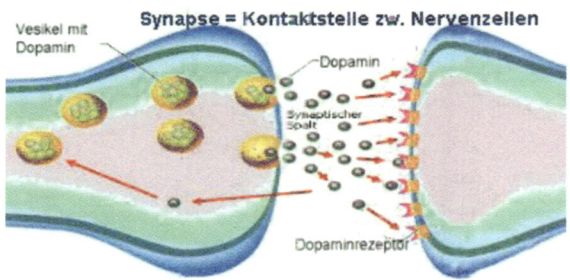

Abbildung 21: Dopaminrezeption

Der Leitgedanke, dass ein einzelner Botenstoff Menschen zu so unterschiedlichen und essenziellen Dingen wie Arbeiten, Lernen, Leistung, Bildung und Drogenkonsum anregt, unseres Kurz- und Langzeitgedächtnis, Erfolgserlebnisse, Essen, Trinken, Rauchen oder Sex zu haben entscheidend antreibt hat die Neuro- und Molekularbiologen in den vergangenen Jahren zu intensiven Forschungen motiviert. Dabei spielen Erkenntnisse über Curcumin eine zunehmende wichtige Rolle – doch zuvor noch ein Überblick über die weiteren wichtigen Botenstoffe Serotonin, β-Endorphin und Oxytocin.

Botenstoff Serotonin: Gelassenheit, Ruhe und Zufriedenheit

Serotonin gibt Menschen das Gefühl der Gelassenheit, Ausgeglichenheit, inneren Ruhe und Zufriedenheit. Unter anderem ist es dadurch auch mittelbar an Appetit und Essverhalten, dem Gefühl der Sättigung und Angstfreiheit beteiligt. Ein funktionierendes Serotoninsystem überträgt an seine Rezeptoren und Wiederaufnahme-Transporter gleichsam die Botschaft, dass wir satt, gelassen, innerlich ausgeglichen, ruhig und zufrieden sind. Dabei dämpft es eine ganze Reihe unterschiedlicher, zumeist negativ besetzer Gefühlszustände wie Aggressivität, Hunger, Angstgefühle, Kummer und Sorgen, Niedergeschlagenheit und Depression. Deshalb wurde Serotonin auch einmal von einem Neurobiologen als „ zivilisierender Botenstoff" und von andern als der „feel good"-Botenstoff bezeichnet. In erster Linie dämpft Serotonin die Angst. Ein Serotoninmangel wurde deshalb bei so unterschiedlichen mentalen Störungen wie starker Schüchternheit, Sozialphobie, allen Angststörungen, Depression, Aggressivität, Migräne, zwanghafter Wiederholungsstörung häufig wiederkehrenden schwarzen Gedanken über den eigenen Tod, wiederholten Selbstmordversuchen und Selbstmorden nachgewiesen.

„Unser Gefühlsleben ist wie ein Konzert", befand Solomon Snyder von der John Hopkins University, „und Serotonin ist der Dirigent, nach dem sich alle richten". Es sorgt von vornherein dafür, auf alles gelassener zu reagieren. Die folgende Grafik unser Serotoninsystem und seine Nervenbahnen im Gehirn:

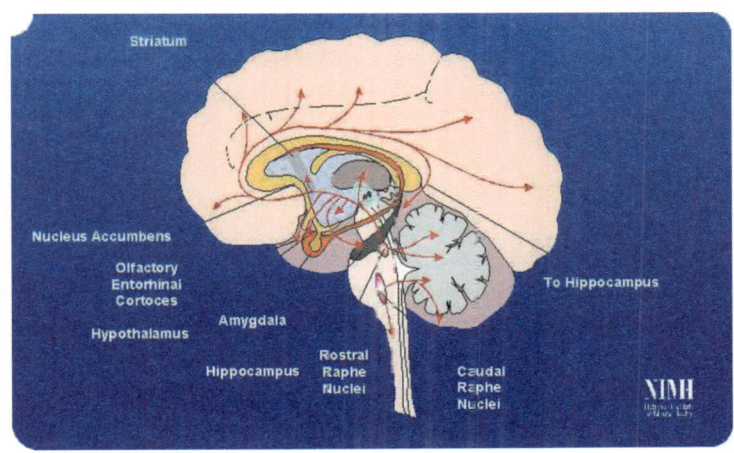

Abbildung 22: Serotoninsystem und seine Nervenbahnen

Serotonin ist auch guter Freund des "Schlafmännchens", da die Zirbeldrüse die winzigen Serotonin-Moleküle auffischt, speichert und unter Hilfe von UV-Licht über Nacht daraus das Schlafhormon Melatonin bildet.

β-Endorphin und Oxytocin: Der Schmerzkiller und das Liebeshormon

Das sogenannte β- (Beta-) Endorphin wird unter anderem in Notfallsituationen aktiviert. Wie Drogen setzen sich diese Botenstoffe auf besonderen Rezeptoren fest, welche die Übertragung von Schmerzsignalen blockieren und sorgen im Körper für sofortige Schmerzstillung und Glück. So kann es sein, dass schwer verletzte Menschen zunächst keine Schmerzen verspüren. β-Endorphin erklärt damit auch das Phänomen der Geburt. Deswegen wird Endorphin auch als körpereigenes Opiat bezeichnet, da es der Wirkungsweise von Opium und Morphin sehr ähnlich ist

Abschließend sei das Oxytocin erwähnt, das vertrauensbildende Hormon für Liebe, Sex, zwischenmenschliche Risiko- und Kooperationsbereitschaft, Sinn für partnerschaftliche Fairness, Treue und Edelsinn, ein weiterer Stoff, der für das Glück von essenzieller Bedeutung ist.

Curcuma und das Glück

Im Gegensatz zu fast allen anderen Pflanzen nutzt die Curcuma Zimtsäure als Ausgangspunkt für chemische Reaktionen. Zimtsäure entsteht aus der Aminosäure, dem Eiweißbaustein Phenylalanin, der wiederum Rohstoff für die beschriebenen lebenswichtigen Neurotransmitter ist. Die Produktion aller Glückshormone wie Dopamin, Serotonin, β-Endorphin und Oxytocin wird folglich durch Curcumin angeregt. Der Zusammenhang wurde ein einer Reihe Studien bestätigt.

So wurde etwa die Beteiligung der „monoaminergen Systeme" in der antidepressiven Wirkung von Curcuma nachgewiesen. Der Inhaltsstoff Curcumin (1080 mg / kg Körpergewicht) erhöhte den Serotonin- (5-Hydroxytryptamin, 5-HT) sowie Dopamin-Spiegel (bei höheren Dosen). Curcumin (20 mg / kg, ip) verbesserte darüber hinaus die Anti-Immobilitäts-Wirkung verschiedener Antidepressiva wie Fluoxetin, Venlafaxin oder Bupropion, die depressive Patienten werden also im Zuge der Therapie weniger müde. Die gleichzeitige Gabe des Pfeffer-Inhaltsstoffes Piperin (2,5 mg / kg Körpergewicht) führte zu einer Potenzierung der pharmakologischen, biochemischen und neurochemischen Aktivitäten und damit zu einer Steigerung dieser Effekte.[47]

---

[47] Vgl. Kulkarni/Bhutani/Bishnoi 2008, S. 35

Curcuma und die Kognition

In den letzten 10 Jahren hat die Forschung auch eindeutige, klare Hinweise und Belege dafür geliefert, dass neben der Stimmungslage auch das Lern- und Erinnerungsvermögen durch die Ernährung erheblich beeinflusst werden können. Einer der dahinter liegenden Mechanismen ist auch hier die Erhöhung der Neurogenese im Hippocampus, in dem im Gegensatz zu anderen Gehirnarealen auch noch im Erwachsenenalter eine Formierung neugeborener Neuronen (= Neurogenese) erfolgt.

Es konnte gezeigt werden, dass Curcumin das Wachstum von multipotenten Nervenvorläuferzellen stimuliert (in-vitro Mausmodell) und einer der dahinter liegenden molekularen Mechanismen (ERK- und p38 MAP Kinase-mediierter Mechanismus) identifiziert werden. In erwachsenen Mäusen resultierte die Zufuhr von Curcumin in einer signifikanten Erhöhung von neu generierten Zellen im Hippocampus.[48] Weiters wurde berichtet, dass eine durch chronischen Stress bei Ratten erzeugte beeinträchtigte Neurogenese im Hippocampus durch Curcumingabe reversibel ist [49]

Diese Ergebnisse deuten darauf hin, dass Curcumin nicht nur die Lernleistung verbessern könnte, sondern auch als Therapie von Erkrankungen eingesetzt werden könnte, in denen die Neurogenese beeinträchtigt ist wie z. B. Diabetes, Depression und Morbus Alzheimer. In der Tat verbesserte Curcumin Lern- und Gedächtnisdefizite in einem Rattenmodell für Morbus Alzheimer.[50]

In Übereinstimmung mit präklinischen Daten berichten epidemiologische Studien von einer verbesserten kognitiven Leistungsfähigkeit durch Konsumation von Curry in der älteren asiatischen Bevölkerung.[51]

---

[48] Kim et al., 2008.
[49] Xu et al., 2007
[50] Frautschy et al., 2001.
[51] Ng et al., 2006.

Die (Heil-) Kraft des Unterbewusstseins

Neben den dargestellten medizinisch-psychologischen Effekten, die durch Curcuma im Zuge von Heilungsprozessen ausgelöst werden, spielt auch die innere Haltung, der Wille zur Heilung eine entscheidende Rolle. Bei dieser Erkenntnis handelt es sich mittlerweile nicht mehr um Esoterik. Heute hat sich bereits die Wissenschaft dieser Phänomene angenommen und zeigt anhand von handfesten Experimenten, wie der Mensch, seine Entscheidungen, sein Körper und seine Gesundheit und damit letztlich das ganze Leben vom Unterbewusstsein gesteuert wird. Die gute Nachricht: Man kann lernen, das Unterbewusstsein positiv in sein Leben zu integrieren.

Experimente zeigen, wie unser Verhalten beeinflusst wird

Lange Zeit wollte die akademische Forschung mit dem Begriff Unterbewusstsein nichts zu tun haben. Das Unbewusste war ihr zu flüchtig, mit keinem Werkzeug der Experimentalpsychologie zu packen. Weder kann eine Versuchsperson darüber sprechen, noch lässt sich das Unbewusste direkt beobachten. Doch mit außergewöhnlichen Versuchen haben Forscher jetzt seine Spur aufgenommen. Eineinhalb Millisekunden in folgendem Experiment sind ein klares Indiz. Hier wurde ein fröhliches Gesicht am Bewusstsein vorbei ins Gehirn geschmuggelt und verlangsamte dort die Reaktionsgeschwindigkeit, wenn darauf das unpassende Wort *traurig* folgte.

Die Frage ist nicht mehr, ob es das Unbewusste wirklich gibt, sondern wie viel Macht es hat. Psychologen sind heute sicher, dass Bewusstsein und Verhalten immer auch Ergebnis unbewusster Prozesse sind. Es gibt sogar Forscher, die behaupten, das Bewusstsein sei nichts als ein vom Unbewussten inszeniertes Theaterstück, das dem Menschen glauben machen soll, sie hätten einen freien Willen. Nicht das vergleichsweise minimale Bewusstsein führe die Menschen durchs Leben, sondern die jahrzehntelang gesammelten unterbewussten Erfahrungen, die sie bewusst nicht abrufen können. Dieses Ergebnis stützen auch Neurologen, die davon ausgehen dass nur etwa 1 Millionstel der auf das Gehirn einströmenden Nervenreize (über Haut, Ohren, Augen, Nase, Muskeln, Organe etc.) bewusst verarbeitet werden können – der Rest ist nicht verloren, sondern wirkt über das Unterbewusste, das „Bauchgefühl" entscheidend auf das Verhalten.

Was die Wissenschaft fand, ist eine geheime, riesengroße Lagerhalle von Erfahrungen, die das Handeln zwar beeinflussen, dabei aber unerkannt bleiben. Sie agieren so unauffällig, dass sich die Wissenschaft heute noch nicht damit beschäftigen würde, wäre ihnen ihre Existenz nicht in dramatischen Einzelfällen vor Augen geführt worden.

Medizinische Effekte des Unterbewusstseins

In den Siebzigerjahren stießen Ärzte auf ein Phänomen, das sie Blindsehen nannten: die Fähigkeit von Blinden zu sehen. Davon waren Leute mit intakten Augen betroffen, deren Gehirnregion für die bewusste Verarbeitung visueller Information ausgefallen war. Wenn einigen dieser Patienten in einem Versuch eine Taschenlampe vor dem Gesicht aufblitzte, sagten sie, nichts gesehen zu haben. Aufgefordert zu raten, aus welcher Richtung das Licht gekommen sei, lagen sie allerdings oft richtig. Es gab sogar einen Blinden, der ein X und ein O auseinander halten konnte. Nach seiner Strategie befragt, beteuerte er, nichts gesehen und nur geraten zu haben. Tatsächlich ermöglichen unterbewusste Wahrnehmungen diese Ergebnisse.

Auch an Amnesiepatienten führte das Unbewusste den Forschern seine Macht vor. Wer wegen einer Schädigung des Gehirns an Amnesie leidet, kann sich nicht mehr an eben erlebte Erfahrungen erinnern. Beim zwanzigsten Besuch desselben Arztes sind die Leute immer noch überzeugt, einer fremden Person gegenüberzustehen. Seltsamerweise können Amnesie-Patienten trotzdem lernen: In einem Fall, den der amerikanische Psychologe Daniel Schacter von der Universität Harvard beschreibt, lernte eine unter Amnesie leidende Frau erfolgreich am Computer mit verschiedenen Programmen zu arbeiten. Trotzdem behauptete sie jedes Mal, wenn sie sich davor setzte, ein solches Gerät noch nie gesehen zu haben. Schacter schloss daraus, dass es in unserem Hirn „eine unterirdische Welt unbewusster Erinnerung" geben muss, die dem Bewusstsein nicht zugänglich ist. Er nannte sie *implizites Gedächtnis*. Im Gegensatz zum *expliziten Gedächtnis*, das die Telefonnummer der Freundin und den Nachhauseweg speichert.

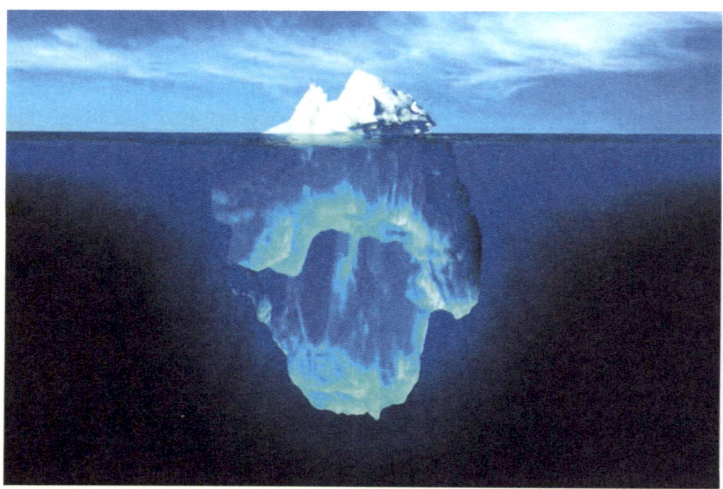

Abbildung 23: Eisbergmodell von Bewusstsein und Unterbewusstsein

In der Psychotherapie wird vielfach das Eisbergmodell angewandt, wenn es darum geht, das Verhältnis von bewusstem Handeln und den unterbewussten Einflüssen von Wertesystemen, verdrängten Erinnerungen, Ängsten oder traumatischen Erlebnissen aber auch Hoffnungen und Sehnsüchten darzustellen, also in einem Verhältnis von etwa 1:10.

Neurologen gehen davon aus, dass aufgrund der Vielzahl von auf den Organismus Tag und Nacht einströmenden Reize über alle Nervenbahnen das Verhältnis bis zu 1:1.000.000 beträgt. Dies wird etwa an dem Beispiel nachvollziehbar, dass alle Nahrungsmitte , die ein Mensch seit dem Babyalter zu sich nimmt, mit unterbewussten Erinnerungen verknüpft sind: Was habe ich gegessen, wie hat mein Körper darauf reagiert, wie der Blutzucker, der Magen, der Darm, psychisch wirksame weitere Stoffe wie z.B. Koffein bis hin zu den Effekten der sekundären Pflanzenstoffe. Das Unterbewusstsein hat je nach Lebensmittel, Lebensmittelkombination oder Gericht all diese Datensätze gespeichert und reagiert in Form vor Verlangen oder Abwehr in ganz bestimmten Situationen aufgrund des aktuellen, ebenso komplexen Bedürfnisses gezielt darauf. Hier wirkt das Bewusstsein oft eher als Störfaktor, weil es über weitaus geringere Informationen verfügt. Während das Unterbewusste anhand dieser tausenden Datensätze der Vergangenheit und des aktuellen Zustandes aus allen Bereichen des Körpers genau weiß, was der Körper jetzt brauchen würde, hat sich das Bewusstsein eine scheinbar bessere Lösung überlegt – auch wenn dann weder ein richtiger Appetit noch ein wirklich angenehmes Sättigungsgefühl Folge ist.

An dieser Stelle wird klar, dass das Unterbewusste natürlich nur Erinnerungen abrufen kann, die bereits gemacht wurden. Bereichert man seine unterbewussten Erfahrungen also mit den positiven Effekten von z.B. Curcuma, wird auch in Folge diese „Wunderpflanze" mit all ihren positiven Effekten in den Datenfundus integriert.

Dieses Beispiel der unterbewussten Wirkung von Erfahrungen lässt sich auf alle Bereiche des Lebens übertragen, wie Erfahrungen mit Menschen, Dingen, Situationen, Räumen, Kulturen etc.

Eine neue Dimension des Bewusstseins

Auch in den psychologischen Experimenten wurde zunehmend belegt, dass in Menschen die Vergangenheit mit all ihren Erfahrungen in zwei völlig verschiedenen Formen überlebt Einer bewussten und einer unbewussten.

„Wir fühlten uns wie Astronomen, die einen neuen Stern oder eine neue Galaxie entdeckt hatten: Eine völlig neue Welt war zur Erkundung offen", kommentiert Schacter, der in seinen Untersuchungen feststellte, dass das implizite Gedächtnis weitaus weniger vergesslich ist als das Explizite. Die Menschen mochten sich vielleicht nicht mehr bewusst daran erinnern, ein Wort gesehen zu haben, doch Schacters Tests zeigten, dass sie es unbewusst noch gespeichert hatten.

Das Unbewusste ist eine Welt voller ungeklärter Geheimnisse. Bis heute ist unklar, wozu es imstande ist. Manche Skeptiker behaupten, das implizite Gedächtnis archiviere unverarbeitet, was Augen und Ohren liefern. Walter Perrig ist anderer Meinung. Es geht zwar nicht davon aus, dass man direkt Befehle geben kann, aber es gibt keinen Zweifel, dass Verhalten, aber auch Gefühle und Motivation unbewusst gesteuert werden können. Auch Laborexperimente zeigen, dass die Fähigkeiten des Unbewussten weit über jene eines „blinden Archivars" im Hirn hinausgehen. Das Unbewusste hat zum Beispiel in Rebers Experiment nicht nur das Gesicht als Zeichnung gespeichert, sondern auch das Gefühl dazu aktiviert: z.B. hängender Mund ist gleich „traurig".

Heute vermuten Forscher, dass das Unbewusste bei allen intuitiven Entscheidungen die Fäden in den Händen hält: Ob wir raten, schätzen oder eine Ahnung haben. Das hat manchmal Vorteile. In einem Experiment waren jene Leute, die spontan ein Wandposter für ihre Wohnung auswählten, zufriedener als jene, die man dazu angehalten hatte, ihre Entscheidung exakt zu begründen. Die Intuition hat guten Geschmack. Ganz anders, wenn es um die Wahrheit geht. Das Unbewusste ist nicht der Ort höherer Einsicht, sondern ein Allesfresser der Information, die Augen und Ohren liefern. Die Intuition wiederum hält für wahr, was vertraut scheint. Und vertraut scheint, was schon gehört oder gesehen wurde und deshalb im impliziten Gedächtnis liegt, auch wenn es falsch ist. Das hat Folgen. Bei der heutigen Informationsüberflutung können sich die Leute nicht mehr daran erinnern, ob eine Nachricht falsch oder richtig war, nur noch, dass sie irgendwo gestanden hat. Die Mechanik der Intuition führt in die Irre. Es gelang Forschern implizites und explizites

Gedächtnis so gegeneinander auszuspielen, dass unbekannte Leute innerhalb von 24 Stunden zu Berühmtheiten avancierten: Der Versuchspersonen wurde eine Reihe von Namen mit dem Hinweis vorgelegt, dass niemand davon prominent sei. Am nächsten Tag erhielten sie eine gemischte Liste mit am Vortag gezeigten und neuen Namen. Die Aufgabe: Schätzen Sie die Berühmtheit dieser Leute ein. Das Resultat: Die am Vortag gezeigten Namen wurden überdurchschnittlich oft als berühmt eingeschätzt. Das ist zweifellos auch der Grund dafür, warum heute Leute wie z.B. Paris Hilton, die weder Künstlerin, Politikerin noch Topsportler ist, als berühmt eingeschätzt werden.

Die simple Erklärung: Weil die bewusste Erinnerung verloren gegangen war, kramte die Intuition im impliziten Gedächtnis und fand die Namen dort, allerdings ohne den Hinweis, dass sie nicht berühmt sind. Die Namen klangen vertraut, und Vertrautheit riecht für die Intuition nach Wahrheit. Der Einfluss des Unbewussten geht weit über die Intuition hinaus. Das Unbewusste übertölpelt das Bewusstsein bei jeder Bewegung, ohne dass der Mensch etwas davon merkt. Der Psychologe Mel Goodale von der University von Western Ontario (Kanada) machte einen Versuch mit einer bekannten optischen Täuschung. Auf dem Tisch liegen runde Scheiben so angeordnet, dass zwei in Wirklichkeit gleich große Scheiben den Versuchspersonen unterschiedlich groß erscheinen. Aufgefordert, nach den Scheiben zu greifen, öffnen sie ihre Hand jedoch bei beiden Scheiben gleich weit. Das schlaue Unbewusste hat das Kommando übernommen und übergeht die bewusste Wahrnehmung, die übertölpelt wurde.

Noch dramatischer fiel ein Versuch des Hirnforschers Benjamin Libet aus. Das Experiment: Eine Testperson wird aufgefordert, zu einem selbstgewählten Zeitpunkt den Arm zu bewegen. Dabei blickt sie auf eine schnell laufende Uhr und merkt sich den Zeitpunkt ihrer Entscheidung, die Bewegung auszuführen. Gleichzeitig werden ihre Hirnströme überwacht. Das unheimliche Resultat: Das Hirn wurde eine Drittelsekunde vor dem bewussten Entschluss zur Bewegung aktiv. Obwohl die Person das Gefühl hat, den Zeitpunkt der Bewegung frei zu wählen, wusste das Hirn vorher Bescheid.

Wir scheinen nicht Herr der Lage zu sein. Das Bewusstsein wird als Strohmann vorgeschickt, um uns vorzugaukeln, wir hätten die freie Wahl, dabei hat das Unbewusste längst alles arrangiert. „Dass der Mensch keinen freien Willen habe, ist heute unter Wissenschaftlern eine gängige Meinung", sagt Libet. Er selbst mag nicht so weit gehen, doch viele seiner Kollegen wie zum Beispiel Wolfgang Prinz vom Max-Planck-Institut für psychologische Forschung in München sind überzeugt, dass unser Bewusstsein bloß die Marionette des Unbewussten ist: „Wir tun nicht, was wir wollen, wir wollen, was wir tun."

Wie das Unterbewusstsein alle Körpervorgänge steuert

Ob man nun hellwach ist oder im tiefsten Schlaf – das unermüdliche Unterbewusstsein steuert pausenlos und völlig unabhängig vom Bewusstsein alle lebenswichtigen Funktionen des Organismus. So schlägt zum Beispiel auch während des Schlafs das Herz rhythmisch weiter, die Lunge kommt nicht zur Ruhe, sondern versorgt – genau wie im Wachzustand – das Blut mit frischem Sauerstoff. Das Unterbewusstsein kontrolliert den Verdauungsprozess und die Drüsensekretionen sowie alle anderen geheimnisvollen Vorgänge im Körper. Die Barthaare wachsen weiter, ob man nun schläft oder wach ist. Naturwissenschaftler haben festgestellt, dass die Haut während des Schlafs viel mehr Schweiß absondert als während des Wachzustandes. Augen, Ohren und anderen Sinne sind auch während des Schlafs voll einsatzfähig. Und viele renommierte Forscher fanden buchstäblich im Schlaf die Antwort auf äußerst verwickelte Probleme – die Lösung erschien ihnen im Traum.

Oft stört das Bewusstsein durch Sorge, Angst, Zweifel und Niedergeschlagenheit den normalen Rhythmus des Herzens und der Lungen sowie die normale Funktion des Magen-Darm-Trakts. Negative Vorstellungen dieser Art erschüttern die Harmonie des Unterbewusstseins. Ist man folglich seelisch aufgewühlt, so tut man am besten daran, alles Belastende abzuschütteln, sich zu entspannen und seine Gedanken in ruhigere Bahnen zu lenken. Am besten spricht man zu seinem Unterbewusstsein und sagt ihm, es möge die Harmonie, Ausgeglichenheit und Ordnung wiederherstellen. Dabei wird man feststellen, dass sich dann auch die körperlichen Funktionen wieder normalisieren.

Allerdings wird das Unterbewusstsein dieser Eingebung nur dann gehorchen, wenn es selbstsicher und überzeugt angesprochen wird. Das Unterbewusstsein setzt alles daran, das Leben zu schützen und die Gesundheit wiederherzustellen. Angenommen, man isst verdorbene Nahrungsmittel, so würde das Unterbewusstsein den Körper sofort dazu veranlassen, das Ungenießbare wieder herzugeben. Sollte man aus Versehen Gift nehmen, so würden die unterbewussten Kräfte sofort dahin wirken, es zu neutralisieren. Überlässt man sich ganz der wunderwirkenden Kraft des Unterbewusstseins, so leistet man folglich auch einen entscheidenden Dienst an der eigenen Gesundheit.

Wie man sich die Kräfte des Unterbewusstseins dienstbar machen kann

Das Unterbewusstsein ist wie dargestellt in völliger Unabhängigkeit von jeder bewussten Beeinflussung Tag und Nacht ununterbrochen tätig. Es baut den Körper auf und erhält ihn, ohne dass man diesen lautlosen Vorgang irgendwie wahrnehmen könnte. Dies ist auch nicht nötig, denn man hat es ja auf bewusster Ebene nicht mit dem Unterbewusstsein, sondern mit dem Bewusstsein zu tun. Das Bewusstsein muss man also zunächst davon überzeugen, dass das Schicksal in jeder Beziehung nur das Beste für es bereithält, wenn man seine Gedanken nur noch auf das Gute, Schöne, Edle, Wahre und Gerechte richtet. So stellt man sein bewusstes Denken auf eine ausschließlich positive Grundlage, im festen Glauben daran, dass das Unterbewusstsein ununterbrochen damit beschäftigt ist, die eigenen Gedanken auszudrücken und zu verwirklichen.

So betrachtet man sein Unterbewusstsein als einen unermesslich weisen und liebevollen Gefährten, der einen immer und überall begleitet. Glaubt man aus vollem Herzen daran, dass diese Kräfte einen beleben, erleuchten und mit Wohltaten überhäufen, wird das tendenziell auch geschehen.

Der Glaube ist nichts anderes als ein bestimmter Gedanke oder Zustand, der vom Bewusstsein – und damit auch vom Unterbewusstsein – als wahr angenommen wird. Diese feste Überzeugung verwirklicht sich alsbald ganz von selbst und wird mit voller Kraft wirksam.

Dem Unterbewusstsein die Vorstellung von Gesundheit vermitteln

Ein bekannter protestantischer Geistlicher aus Johannesburg, Südafrika litt an Lungenkrebs. Das Folgende ist ein wörtliches Zitat aus seinen handschriftlichen Aufzeichnungen: *„Mehrere Male am Tag sorgte ich für völlige geistige und körperliche Entspannung. Zunächst sprach ich meinen Körper mit folgenden Worten an: Meine Fuße sind entspannt, meine Knöchel sind entspannt, meine Beine sind entspannt, meine Bauchmuskeln sind entspannt, Herz und Lunge sind entspannt, mein Kopf ist entspannt, mein ganzes Wesen und Sein ist völlig entspannt. Nach etwa fünf Minuten fiel ich dann gewöhnlich in eine Art Halbschlaf, worauf ich mir diese Wahrheit vor Augen hielt: Die Vollkommenheit der Schöpfung findet Ausdruck durch meinen Körper. Die Vorstellung völliger Gesundheit erfüllt jetzt mein Unterbewusstsein.“*

Mit dieser äußerst einfachen Methode gelang es dem Geistlichen, seinem Unterbewusstsein die Vorstellung völliger Gesundheit einzuprägen und eine aufsehenerregende Heilung herbeizuführen.

Durch den wissenschaftlichen, das heißt gezielten Einsatz der Phantasie lässt sich folglich die Vorstellung völliger Gesundheit dem Unterbewusstsein sehr wirksam vermitteln. Einem an funktioneller Lähmung leidenden Herrn wurde geraten, er solle sich aufs lebendigste vorstellen, dass er im Büro hin und her gehe, sich an seinen Schreibtisch setze, den Telefonhörer abnehme, kurz: alles tue, was er als gesunder Mensch zu tun gewohnt war. Der Gedanke völliger Gesundheit und die damit verbundenen Vorstellungsbilder würden sich seinem

Unterbewusstsein einprägen und als Tatsache angenommen werden.

Er lebte sich in diese Rolle ein und versetzte sich im Geist in sein Büro. Damit schuf er völlig bewusst die Grundlage für eine eindeutig bestimmte Reaktion seines Unterbewusstseins. Er benutzte es gleichsam als Film, den er mit dem gewünschten Bild belichtete. Nach mehreren Wochen angespannten geistigen Trainings und ständigen Bemühens, seinem Unterbewusstsein die gewünschten Vorstellungen einzuprägen, war der Augenblick gekommen, die Wirksamkeit dieser Behandlung zu erproben. Wie vereinbart, ließen ihn seine Frau und die Krankenschwester allein, und kurze Zeit darauf läutete das Telefon.

Obwohl es an die vier Meter von seinem Rollstuhl entfernt war, gelang es ihm, sich zu erheben und den Anruf entgegenzunehmen. Von dieser Stunde an begann der Weg zur völligen Heilung: Sein Unterbewusstsein hatte auf die geistigen Vorstellungsbilder reagiert und seine Gesundheit wiederhergestellt. Bei dem Betreffenden handelte es sich um eine Blockierung des Bewegungszentrums. Er konnte nicht gehen, weil die vom Gehirn ausgehenden Bewegungsimpulse seine Beine nicht erreichten. Sobald er aber seine Gedanken auf die ihm innewohnenden Heilkräfte lenkte, veranlassten sie die gewünschte Reaktion und stellten seine Bewegungsfähigkeit wieder her.

Neun Grundsätze zur Integration des Unterbewusstseins

Folgende neun Grundsätze fassen die Erkenntnisse dieses Abschnittes zusammen:

1. Das Unterbewusstsein steuert alle lebenswichtigen Vorgänge des Organismus und kennt die Antwort auf viele Fragen, für die das Bewusstsein keine Erklärung hat.
2. Äußert man seinem Unterbewusstsein vor dem Einschlafen einen bestimmten Wunsch, kann man sich von seiner Wirkung überzeugen.
3. Was immer man dem Unterbewusstsein einprägt, erscheint dem Körper

als Umweltbedingung, Zustand oder Ereignis. Deshalb sollte man Gedanken und Vorstellungen des bewussten Denkens sorgfältig auf ihren negativen bzw. positiven Gehalt hin überprüfen.

4. Bei der Wechselbeziehung von Aktion und Reaktion handelt es sich um ein allgemeingültiges Gesetz. Die Wirkung geht von den Gedanken aus, und die Gegenwirkung besteht in der selbsttätigen Reaktion des Unterbewusstseins auf den betreffenden Gedanken. Man sollte sich also vor negativen Gedanken hüten.

5. Falls die bewussten Gedanken immer die Schwierigkeiten einer Sache umkreisen, wird auch das Unterbewusstsein sich an der Unlösbarkeit orientieren und das Scheitern ist vorprogrammiert.

6. Aus starken Wünschen werden im Wissen um die Kraft des Unterbewusstseins die richtigen Handlungen und Entscheidungen abgeleitet.

7. Durch Sorgen, Ängste und Befürchtungen stört man den normalen Rhythmus des Herzens, der Lunge und aller anderen Organe. Mit harmonischen, gesunden und auf Frieden abzielenden Gedanken werden sich bald wieder alle Funktionen wieder normalisieren.

8. Gewöhnt man sein Bewusstsein daran, in der eigenen Person einen Günstling des Schicksals zu sehen, wird das Unterbewusste diese Vorstellung, wo immer realistisch möglich verwirklichen.

9. Schafft die Phantasie das lebendige Bild des gewünschten Erfolgs und freut Sie sich von ganzem Herzen darauf, werden diese Bilder vom Unterbewusstsein als Tatsache hingenommen und realisiert.

Dieses Kapitel abschließend folgt die außergewöhnliche, von einer Reihe medizinischer Forscher untersuchte Geschichte der Madame Bire.

Fallstudie 7: Madame Bire und die wiederhergestellte Sehkraft

Die medizinischen Archive des Gesundheitsamtes von Lourdes berichten von dem sorgfältig überprüften und in Fachkreisen wohlbekannten Fall von Madame

Bire, die an einer völligen Atrophie (Verkümmerung) der Sehnerven litt. Sie unternahm eine Wallfahrt nach Lourdes, wo – ihrer eigenen Darstellung zufolge – eine „Wunderheilung" eintrat. Ruth Cranston, eine junge Journalistin, begab sich im Auftrag des renommierten McCall-Magazins in die berühmte südfranzösische Stadt, um den wunderbaren Geschehnissen auf den Grund zu gehen. Im November 1955 berichtete sie über Madame Bire wie folgt: „Unglaublicherweise wurde ihr in Lourdes das Augenlicht wiedergeschenkt, obwohl – wie mehrere Ärzte nach wiederholten Untersuchungen bezeugten – die Sehnerven nach wie vor völlig tot und unbrauchbar waren. Als der Fall etwa einen Monat später von neuem überprüft wurde, erwies es sich, dass der Sehmechanismus mittlerweile wieder völlig hergestellt war. Im Licht der medizinischen Wissenschaft hatte Madame Bire zunächst aber tatsächlich mit „toten Augen" gesehen. Was als „Wunder" gedeutet wurde, lässt sich anhand der Erkenntnisse dieses Kapitels erklären. Die Heilung keineswegs auf die Wirkung des heiligen Wassers zurückzuführen, sondern vielmehr auf eine durch den festen Glauben von Madame Bire bedingte Reaktion des Unterbewusstseins, dessen heilende Kraft in Übereinstimmung mit dem Inhalt ihrer Gedanken wirksam wurde.

Curcuma und das Unterbewusstsein

Glaube kann auch aus dem Wissen entstehen. Wir haben in diesem Kapitel gesehen, wie wirksam der Glaube sein kann. Gleichzeitig wurde in unzähligen Beispielen, anhand wissenschaftlichen Forschungen, der Erkenntnisse der ältesten Heilmethoden gezeigt, wie wirksam Curcuma für die Prävention und Heilung der bedeutsamsten Zivilisationserkrankungen ist, wie sie Gesundheit, Wohlbefinden, Gemütslage und Gehirnleistung fördert.

Was liegt näher, als auch das Unterbewusstsein im Wissen und Glauben an diese Effekte in die Gesunderhaltung oder Heilung mit dieser facettenreichen Pflanze einzubeziehen?

ALTERNATIVE KREBSTHERAPIE

Aerobe und anaerobe Prozesse

Die Verbindung zwischen Sauerstoff und Krebs ist medizinisch klar erwiesen. Die zugrundeliegende Ursache von Krebs ist geringe zelluläre Sauerstoffversorgung. In neu gebildeten Zellen verursachen niedrige Konzentrationen von Sauerstoff Schäden an Enzymen, die Zellen können ohne Sauerstoff keine Energie produzieren und entwickeln Krebs.

Bereits 1931 gewann Otto Warburg seinen ersten Nobelpreis für den Nachweis, dass Krebs durch einen Mangel an Sauerstoff-Atmung in den Zellen verursacht wird. Er erklärte in einem Artikel, dass "die Ursache von Krebs ist nicht länger ein Geheimnis ist, wir wissen dass er auftritt auf, wenn jeder Zelle 60% des Sauerstoffbedarfs verweigert wird. (...) Krebs hat, vor allen anderen Krankheiten, unzählige sekundäre Ursachen."

Aber auch für Krebs gibt es nur eine Hauptursache: Der Ersatz der Sauerstoffatmung in normalen Körperzellen durch eine Fermentation von Zucker. Alle normalen Körperzellen erfüllen ihren Energiebedarf durch die Atmung von Sauerstoff, während Krebszellen ihren Energiebedarf zum großen Teil durch Fermentation abdecken. Alle normalen Körperzellen sind „obligate Aerobier", während alle Krebszellen „partielle Anaerobier „sind."

Zellulärer Sauerstoff killt Krebszellen

Die schlechte Sauerstoffversorgung stammt aus einer Ansammlung von Karzinogenen und andere Giftstoffe in und um die Zellen. Dann schädigt die zelluläre Sauerstoff-Atmung den gesamten Mechanismus. Es kommt zur Verklumpung der roten Blutkörperchen, zur Verlangsamung der Blutbahn und zu eingeschränktem Blutfluss in den Kapillaren. Dies führt zu einer noch schlechteren Sauerstoffversorgung.

Auch der Mangel an den richtigen Bausteinen für die Zellwände, wie Omega-3-Fettsäuren schränkt den Sauerstoffaustausch ein.

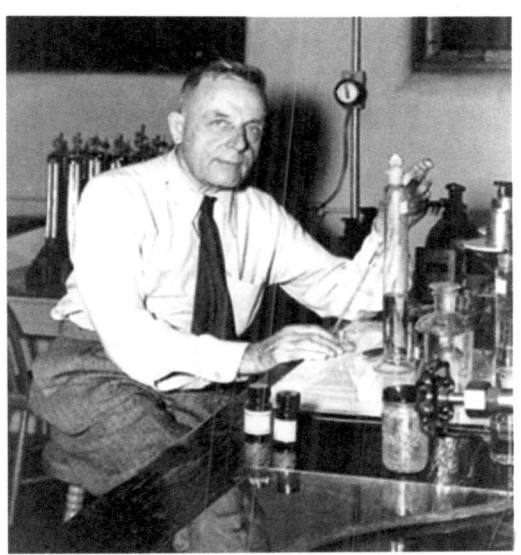

Abbildung 24: Dr. Otto Warburg

Wenn eine Zelle leben will, muss sie zumindest teilweise Zucker vergären, um Energie für die so genannten respiratorischen Enzyme zu produzieren. Für eine kurze Zeitdauer ist diese anaerobe Vergärung von Zucker in Ordnung. Allerdings kommt es zu einem Problem, wenn Zellen wegen Schäden der Atmungsenzyme keine Energie mit Sauerstoff produzieren können. Dann müssen sie Energie hauptsächlich durch Fermentation bzw. Gärung produzieren und das kann wiederum Krebs verursachen.

Mit dieser Fermentation können diese Zellen überleben, aber keine Funktionen im Körper mehr wahrnehmen oder effektiv mit dem Körper kommunizieren. Folglich können diese Zellen sich nur mehr vermehren und wachsen. Diese

Krebszellen nicht länger dienen dem Körper, sondern leben nur mehr, um selbst zu überleben.

Bereits vor Jahrzehnten führten zwei Forscher des National Cancer Institute der USA, Dean Burn und Mark Woods, eine Reihe von Experimenten durch, in denen sie die Gärung von Krebserkrankungen maßen, die mit unterschiedlichen Geschwindigkeiten wuchsen. Was sie herausfanden, unterstützte Warburgs Theorie: Die Krebsarten mit den höchsten Wachstumsraten wiesen die höchsten Gärungsraten auf. Je langsamer ein Krebs wuchs, desto weniger Gärungsenergie wird produziert.

Einige Forscher, welche diese Ergebnisse untersuchten behaupteten, Warburgs Theorie wäre nicht gültig, nachdem sie einen besonders langsam wachsenden Krebs gemessen hatten und überhaupt keine Gärung fanden. Wenn folglich der Krebs auch ohne Fermentation wachsen konnte, dann könne Fermentation oder das Fehlen von Sauerstoffatmung nicht die Ursache von Krebs sein. Dean Burn und Mark Woods überprüft diese Ergebnisse: Die Verwendung von moderneren Technologien stellten sie fest, dass die früheren Messungen nicht präzise genug waren, um Gärung bei niedrigen Niveaus zu erkennen. Ihre Tests mit neueren und genaueren Ausrüstungen zeigten, dass auch in sehr langsam wachsenden Krebszellen Fermentation stattfindet.

Pietro Gullino auch am National Cancer Institute entwickelten einen Test, der bei langsam wachsenden Krebs immer die Gärung von Milchsäure zeigte. Silvio Fiala, ein Biochemiker von der University of Southern California bestätigte, dass selbst sehr langsam wachsender Krebs ebenso die Sauerstoffatmung reduziert.

J.B. Kizer, Biochemiker und Physiker am Gungnir Research in Portsmith, Ohio, kam auf dieser Basis zu bemerkenswerten Ergebnissen. Hohe Sauerstoffkonzentrationen waren in der Lage, Krebszellen abzutöten, da diese nicht mehr in der Lage sind, den Sauerstoff zu verarbeiten.

Verbesserung der Sauerstoffversorgung

Niedrigem Sauerstoffgehalt in den Zellen kann also eine grundlegende Ursache von Krebs sein. Es gibt mehrere Gründe, warum Zellen schlecht oxygeniert werden:

- eine Überlastung mit Toxinen „verstopft" die Zellen
- schlechte Qualität Zellwände, diese lassen nicht zu, dass für die Atmung benötigte Nährstoffe in die Zellen gelangen
- schlechte Durchblutung
- geringe Mengen an Sauerstoff in der Luft

Krebszellen produzieren mehr Milchsäure, als sie Energie vergären. Milchsäure ist toxisch und neigt dazu, der Transport von Sauerstoff in die benachbarten normalen Zellen zu verhindern. Im Laufe der Zeit, kann so der Krebs ausgebreitet werden, wenn er nicht durch das Immunsystem zerstört wird.

Warum findet auf dieser Grundlage keine Prophylaxe und Therapie statt? Die weit verbreitete Chemo-und Strahlentherapie wird aus dem einfachen Grund eingesetzt, da Krebszellen schwächer sind als normale Zellen sind und daher zuerst sterben. Allerdings verursachen Chemo- und Strahlentherapie ebenso Schäden an den Atmungsenzymen in gesunden Zellen und überlasten sie mit Toxinen, so dass sie umso eher erneut Krebs entwickeln. Die zugrunde liegenden krebserregenden Bedingungen werden verschlechtert, nicht verbessert.

Die Erkenntnis der Forschung ist, dass ein effektiver Weg, den Körper im Kampf gegen Krebs zu unterstützen wäre, so viel Sauerstoff wie möglich in gesunde Zellen zu transportieren und ihrer Fähigkeit, Sauerstoff zu nutzen zu verbessern. Die Anhebung des Sauerstoff-Niveaus von normalen Zellen hilft zu verhindern, dass sie zu Krebszellen werden.

Wenn Biologen mit Zellkulturen im Labor arbeiten und die Zellen mutieren sollen, wird der Sauerstoff zurückgedrent. Um sie zu stoppen, dreht man den

Sauerstoff wieder auf. In der klassischen Schulmedizin ist es nicht so einfach, zusätzlichen Sauerstoff in den Zellen zu erhalten. Der Atmungssauerstoff ist immer noch von der Menge an Hämoglobin abhängig, und durch pH-Werte begrenzt.

Es gibt jedoch alternative Möglichkeiten, um zu deutlich erhöhten Sauerstoffwerten in den Zellen zu gelangen, so dass Krebszellen getötet werden können und auch verhindert wird, dass sie sich ausbreiten:

- Der effektivste Weg ist eine Sauerstoff-Ergänzung, die viel mehr Sauerstoff in den Zellen produziert.
- Es kann die Effizienz der Mitochondrien verbessert werden. Die Mitochondrien, die durch Sauerstoffmangel beschädigt werden können keine Energie mit Sauerstoff erzeugen, was zu der Entwicklung von Krebszellen führt.
- Die Durchblutung kann gefördert werden, so dass mehr Sauerstoff und lebenswichtigen Nährstoffen zu den Zellen gelangen.

Auch diese Erklärungsmodelle bestätigen die im schulmedizinischen Kapitel dargestellten Ergebnisse der präklinischen und klinischen Studien. Zusätzlich zeigen sie, dass die Curcuma mit ihren vielfachen Wirkeffekten genau diese Prozesse entscheidend anzuregen imstande ist. Neben der reinen Curcuma-Therapie bzw. Prävention konnte sie auch zeigen, dass sie eine leider immer noch favorisierte Chemo- oder Strahlentherapie unterstützt.

Dennoch kann die Hoffnung ausgesprochen werden, dass die medizinische Forschung entgegen der Interessen der Pharmaindustrie wieder verstärkt auf diese überzeugenden Erkenntnisse und ihre sanften und dennoch hocheffektiven Therapiemethoden Bedacht nimmt – und dabei das vielseitig wirksame, Nebeneffekt-freie, natürliche und preisgünstige Curcumin in die Heilung und auch Prävention integriert.

Zusammenfassende Bemerkungen

Abschließend soll erneut gezeigt werden, wie sich der Kreis dieser sehr unterschiedlichen Kapitel rund um das Thema Curcuma schließt. Die Fakten aus der Geschichte dieser Pflanze und der Gesundheitsdaten der Regionen, wo Curcuma Teil des täglichen Lebens und der Küchenkultur ist, zeigen, welche positiven Effekte sich daraus für die Gesunderhaltung wie auch Heilung von Menschen ergeben. Dabei unterstützen alle bestehenden Erklärungsmodelle diese Erkenntnisse. Die Forschung zu den Sekundären Pflanzenstoffen und ihren Wirkungen zeigt, dass die Curcuma mit ihrem außergewöhnlich großen Spektrum dieser bioaktiven Substanzen als besonders herausragend im Umfeld all dieser pflanzlichen Lebensmittel zu werten ist.

Die schulmedizinische Forschung, welche längst die Curcuma in ihre präklinischen und klinischen Studien aufgenommen hat, bestätigt diese Wirkmechanismen vor allem im Bereich der Heilung vieler dramatischer „Volkskrankheiten" wie bei chronischen Entzündungen mit allen Folgewirkungen, Diabetes, der Wundheilung und vor allem Krebs.

Der Streifzug durch die Geschichte der Alternativmedizin, dem indischen Ayurveda, der Traditionellen Chinesischen Medizin bis hin zur den vielfältigen Therapiemethoden der Traditionellen Europäischen Medizin wie auch der TCM-Ernährung zeigt, wie erfolgreich all diese Methoden mit dem Einsatz der Curcuma für unzählige Erkrankungen im Sinne der Prävention und Heilung gestützt werden können.

Wie stark dabei die Interaktion von Geist und Körper ist, wird bei der Betrachtung der jüngsten Erkenntnisse der Psychosomatik und der Psychologie des Unterbewusstseins deutlich. Neben der ausgeprägten positiven Haltung zur eigenen Gesundheit oder Heilung zeigt es sich auch hier, dass die Curcuma mit ihrer Wirkung auf die Glücks-Botenstoffe einen großen Beitrag leisten kann, gestützt durch das mittlerweile angereicherte Wissen um ihre positive Kraft, welche über das Unterbewusstsein messbare medizinische Effekte erbringt.

Abschließend wird noch im Exkurs zur über 80-jährigen Geschichte alternativen Krebstherapie verdeutlicht, wie auch hier die Curcuma durch Anregung aerober Stoffwechselprozesse großes zu leisten imstande ist.

Alle Erkenntnisse führen letztlich zu einem ganzheitlichen Ergebnis im Sinne der Curcuma: Als wunderbare Pflanze, die einen großen Beitrag zu einem gesunden und glücklichen Leben leisten kann.

VERWENDETE UND WEITERFÜHRENDE LITERATUR

Fachbücher

Brunner, Karl-Michael; Geyer, Sonja; Jelenko, Marie; Weiss, Walpurge; Astleithner, Florentina (2007): Ernährungsalltag im Wandel. Chancen für Nachhaltigkeit. Wien, New York: Springer Verlag.

Buller, Laura (2006): Ernährung. Von gesunder Kost bis Genfood. Hildesheim: Gersenberg.

Derndorfer, Eva (2010): Lebensmittelsensorik. 3. Auflage. Wien: Facultas.

Elmadfa, Ibrahim; Fritzsche, Doris; Aign, Waltraud (2008): Nährwerte. München: Gräfe und Unzer.

Elmadfa I, Leitzmann C (2004): Errährung des Menschen. 4. Auflage, Eugen Ulmer, Stuttgart.

Elmadfa I (2009): Ernährungslehre. 2 Auflage, Eugen Ulmer, Stuttgart.

Elmadfa Ibrahim, Hasenegger V, Wagner K, Putz P, Weidl N-M, Wottawa D, Kuen T, Seiringer G, Meyer AL, Sturtzel B, Kiefer I, Zilberszac A, Sgarabottolo V, Meidlinger B, Rieder A. (2012): Österreichischer Ernährungsbericht 2012. 1. Auflage, Wien.

Fintelmann, Volker; Weiss Rudolf Fritz (2006): Lehrbuch Phytotherapie. 12. überarbeitete Auflage. Stuttgart: Hippokrates.

Franke, Rosemarie; Bösch. Ruth (2003): Basiswissen Ernährung. Frankfurt: Breidenstein.

Franz, Maren; Coy, Johammes (2009): Die neue Anti-Krebs-Ernährung: Wie Sie das Krebs-Gen stoppen. München: Gräfe und Unzer.

Gangl, Alfred (2005): Ernährung und Verdauung. Wien: Facultas.

Hirschfelder, Gunther (2005): Europäische Esskultur. Geschichte der Ernährung von der Steinzeit bis heute. 4. Auflage. Frankfurt: Campus.

Hogen, Hildegard; Scheck, Alexander (2004): Der Brockhaus Ernährung. Leipzig/Mannheim: Brockhaus.

Leitzmann, Claus (2010): Gesunde Ernährung. Die 101 wichtigsten Fragen. Leipzig / München: Beck.

Leitzmann, Claus; Von Koerber, Karl (2012): Vollwert-Ernährung: Konzeption einer zeitgemäßen und nachhaltigen Ernährung. 11. Auflage: Haug.

Prahl, Hans-Werner; Setzwein, Monika (1999): Soziologie der Ernährung. Opladen: Leske und Budrich.

Pudel, Volker; Westenhöfer, Joachim (2003): Ernährungspsychologie. Eine Einführung. Göttingen: Hogrefe.

Schachinger, Wolfgang; Schrott, Ernst (2005): Handbuch Ayurveda. Grundlagen und Anwendungen. Die Traditionelle indische heilweise umfassend und praxisnah erklärt. Stuttgart: Karl Haug Verlag.

Wissenschaftliche Fachzeitschriften

Aggarwal BB, Sundaram C, Malani N, Ichikawa H (2007): Curcumin: the Indian solid gold. Adv Exp Med Biol. 595:1-75.

Asawanonda, P. and Klahan, S. O. (2010) Tetrahydrocurcuminoid cream plus targeted narrowband UVB phototherapy for vitiligo: a preliminary randomized controlled study. Photomed Laser Surg. 28, 679 – 684.

Azuine MA, Bhide SV (1992): Chemopreventive effect of turmeric against stomach and skin tumors induced by chemical carcinogens in Swiss mice. Nutr Cancer. 17(1):77-83

Cao, J., Jia, L., Zhou, H. M., Liu, Y., and Zhong, L. F. (2006) Mitochondrial and nuclear DNA damage induced by curcumin in human hepatoma G2 cells. Toxicol. Sci. 91, 476 – 483.

Carroll, R. E., Benya, R. V., Turgeon, D. K., Vareed, S., Neuman, M., et al. (2011) Phase IIa clinical trial of curcumin for the prevention of colorectal neoplasia. Cancer Prev. Res. (Phila) 4, 354 – 364.

Chainani-Wu, N. (2003): Safety and anti-inflammatory activity of curcumin: A component of turmeric (Curcuma longa). J. Altern. Complement. Med. 9, 161-168.

Cheng AL, Hsu CH, Lin JK, Hsu MM Ho YF, Shen TS, Ko JY, Lin JT, Lin BR, Ming-Shiang W, Yu HS, Jee SH, Cher GS, Chen TM, Chen CA, Lai MK, Pu YS, Pan MH, Wang YJ, Tsai CC, Hsieh CY. (2001): Phase I clinical trial of curcumin, a chemopreventive agent, in patients with high-risk or pre-malignant lesions. Anticancer Res. 21(4B):2895-900.

Chuengsamarn S, Rattanamongkol gul S, Luechapudiporn R, Phisalaphong C, Jirawatnotai S. Curcumin extract for prevention of type 2 diabetes. Diabetes Care. 2012;35(11):2121–7.

Cruz-Correa M, Shoskes DA, Sanchez P, Zhao R, Hylind LM, Wexner SD, Giardiello FM (2006): Combination treatment with curcumin and quercetin of adenomas in familial adenomatous polyposis. Clin Gastroenterol Hepatol.4(8) 1035–8.

Dhillon, N., Aggarwal, B. B., Newman, R. A., Wolff, R. A., Kunnumakkara, A. B., et al. (2008) Phase II trial of curcumin in patients with advanced pancreatic cancer. Clin. Cancer Res. 14, 4491–4499.

Durgaprasad, S., Pai, C. G., Vasanthkumar, J. F., Alvres, S. N. (2005) A pilot study of the antioxidant effect of curcumin in tropical pancreatitis. Indian J. Med. Res. 122, 315 – 318.

Frautschy, S. A., Hu, W., Kim, P., Miller, S. A., Chu, T., Harris-White, M. E.,

Cole, G. M. (2001): Phenolic anti-inflammatory antioxidant reversal of Abeta-induced cognitive deficits and neuropathology. Neurobiol. Aging 22 993-1005.

Gopinath D, Ahmed MR, Gomathi K, Chitra K, Sehgal PK, Jayakumar R. (2004): Dermal wound healing processes with curcumin incorporated collagen films. Biomaterials. 25(10):1911-7.

Hanai, H., Iida, T., Takeuchi, K.,Watanabe, F.,Maruyama, Y., et al. (2006) Curcumin maintenance therapy for ulcerative colitis: randomized, multicenter, double-blind, placebo-controlled trial. Clin. Gastroenterol. Hepatol. 4, 1502 – 1506.

He, Z. Y., Shi, C. B., Wen, H., Li, F. L., Wang, B. L., et al. (2011) Upregulation of p53 expression in patients with colorectal cancer by administration of curcumin. Cancer Invest. 29, 208 – 213.

Holt PR, Katz S, Kirshoff R. Curcumin therapy in inflammatory bowel disease: a pilot study. Dig Dis Sci. 2005;50(11):2191–3.

Ide, H., Tokiwa, S., Sakamaki, K., Nishio, K., Isotani, S., et al. (2010) Combined inhibitory effects of soy isoflavones and curcumin on the production of prostate-specific antigen. Prostate 70, 1127 – 1133.

Ikezaki S, Nishikawa A, Furukawa F, Kudo K, Nakamura H, Tamura K, Mori H. (2001): Chemopreventive effects of curcumin on glandular stomach carcinogenesis induced by N-methyl-N'-nitro-N-nitrosoguanidine and sodium chloride in rats. Anticancer Res. 21(5):3407-11.

Jagetia GC, Rajanikant GK. (2005): Curcumin treatment enhances the repair and regeneration of wounds in mice exposed to hemibody gamma-irradiation. Plast Reconstr Surg. 115(2):515-28.

Jiao, Y., Wilkinson, J. T., Di, X., Wang, W., Hatcher, H., et al. (2009) Curcumin, a cancer chemopreventive and chemotherapeutic agent, is a biologically active iron chelator. Blood 113, 462 – 469.

Kanai, M., Yoshimura, K., Asada, M., Imaizumi, A., Suzuki, C., et al. (2011) A phase I/II study of gemcitabine-based chemotherapy plus curcumin for patients with gemcitabine-resistant pancreatic cancer. Cancer Chemother Pharmacol. 68, 157 – 164.

Kim, J. H., Gupta, S. C., Park. B., Yadav, V R., and Aggarwal, B. B. (2012):Turmeric (Curcuma longa) inhibits inflammatory nuclear factor (NF)-kappaB and NF-kappaB-regulated gene products and induces death receptors leading to suppressed proliferation, induced chemosensitization, and suppressed osteoclastogenesis. Mol. Nutr. Food Res. 56, 454 – 465.

Kim SJ, Son TG, Park HR, Park M, Kim MS, Kim HS, Chung HY, Mattson MP, Lee J (2008) Curcumin stimulates proliferation of embryonic neural progenitor cells and neurogenesis in the adult hippocampus. J Biol Chem 283:14497–14505

Kulkarni, S., Bhutani, M.; Bishnoi, M. (2008): Antidepressant activity of curcumin: involvement of serotonin and dopamine system. In: Psychopharmacology; Dec2008, Vol. 201 Issue 3, p435.

Lahiff, C. and Moss, A. C. (2011) Curcumin for clinical and endoscopic remission in ulcerative colitis. Inflamm Bowel. Dis. 17, E66.

Lao, C.D.; Ruffin, M.T.; Normolle D.; Heath, D.D.; Murray, S.I.; Bailey, J.M.; Boggs, M.E.; Crowell, J.; Rock, C.L.; Brenner, D.E. Dose escalation of a curcuminoid formulation. BMC Comp ement. Altern. Med. 2006, 6, 10.

Lee J, Im YH, Jung HH, Kim JH, Park JO, Kim K, Kim WS, Ahn JS, Jung CW, Park YS, Kang WK, Park K. (2005): Curcumin inhibits interferon-alpha induced NF-kappaB and COX-2 in human A549 non-small cell lung cancer cells. Biochem Biophys Res Commun. 26;334(2):313-8.

Mudduluru G, George-William JN, Muppa a S, Asangani IA, Kumarswamy R, Nelson LD, Allgayer H (211): Curcumin regulates miR-21 expression and inhibits invasion and metastasis in colorectal cancer. Biosci Rep. 31(3):185-97.

Muglikar S, Patil KC, Shivswami S, Hegde R. (2013): Efficacy of curcumin in the treatment of chronic gingivitis: a pilot study. Oral Health Prev Dent. 11(1):81-6.

National Cancer Institute, Clinical development plan (1996): Curcumin. J. Cell. Biochem. Suppl. 26, 72-85.

Ng TP, Chiam PC, Lee T, Chua HC, Lim L, Kua EH (2006): Curry consumption and cognitive function in the elderly. Am J Epidemiol 164:898–906

Nishiyama, T., Mae, T., Kishida, H., Tsukagawa, M., Mimaki, Y., et al.(2005) Curcuminoids and sesquiterpenoids in turmeric (Curcuma longa L.) suppress an increase in blood glucose level in type 2 diabetic KK-Ay mice. J. Agric. Food Chem. 53, 959 – 963.

Oppenheimer, A. (1937) Turmeric (curcumin) in biliary diseases. Lancet 229, 619 – 621.

Rai, B., Kaur, J., Jacobs, R., and Singh, J. (2010) Possible action mechanism for curcumin in pre-cancerous lesions based on serum and salivary markers of oxidative stress. J. Oral Sci. 52, 251 – 256.

Roy M, Chakraborty S, Siddiqi M, Bhattacharya RK. (2002): Induction of Apoptosis in Tumor Cells by Natural Phenolic Compounds. Asian Pac J Cancer Prev. 3(1):61-67.

Sharma, R.A.; Euden, S.A.; Platton, S.L.; Cooke, D.N.; Shafayat, A.; Hewitt, H.R.; Marczylo, T.H.; Morgan, B.; Hemingway, D.; Plummer, S.M.; et al. Phase I clinical trial of oral curcumin: Biomarkers of systemic activity and compliance. Clin. Cancer Res. 2004, 10, 6847-6854.

Stangl D, Thuret S (2009): Impact of diet on adult hippocampal neurogenesis. Genes Nutr. 4(4): 271–282.

Thapliyal, R. and Maru, G. B. (2001) Inhibition of cytochrome P450 isozymes by curcumins in vitro and in vivo. Food Chem. Toxicol. 39, 541 – 547.

Tourkina E, Gooz P, Oates JC, Ludwicka-Bradley A, Silver RM, Hoffman S. (2004): Curcumin-induced apoptosis in scleroderma lung fibroblasts: role of protein kinase cepsilon Am J Respir Cell Mol Biol. 31(1):28-35. Epub 2004 Jan 23.

Usharani, P., Mateen, A. A., Naidu, M. U., Raju, Y. S., and Chandra, N. (2008) Effect of NCB-02, atorvastatin and placebo on endothelial function, oxidative stress and inflammatory markers in patients with type 2 diabetes mellitus: a randomized, parallel-group, placebo-controlled, 8-week study. Drugs R D 9, 243 – 250. ed. 2006;6:10.

Anhang: Entspannungstipps

Stress und Entspannung

Einen immer wichtigeren Stellenwert im Rahmen der Psychosomatik nimmt das Thema Stress ein, wie im folgenden Abschnitt dargelegt wird. Alle im Buch dargestellten Ansätze zur Therapie und Prävention können durch die Vermeidung von andauerndem Stress unterstütz werden. Ein paar kleine Übungen können zusätzlich zum regelmäßigen Curcuma-Konsum helfen, den Gang zum Arzt schon im Vorfeld zu verhindern.

Stress als Belastung und Ursache für Anspannung des ganzen Organismus ist die Ursache zahlreicher Erkrankungen. In Österreich schätzt man die durch Stress verursachten jährlichen Kosten für medizinische Behandlung, Fehlzeiten am Arbeitsplatz und Produktionsausfälle auf etwa 300 Millionen Euro. Doch Stress ist auch wichtig, denn er spornt zu Höchstleistungen an. Bereits den Urmenschen in der Wildnis hat er das Leben gerettet. Stress sorgt dafür, dass Menschen über Stunden hinweg außerordentlich leistungsfähig sind und komplizierte geistige Aufgaben wie auch körperliche Anstrengungen scheinbar mühelos bewältigen.

In Stresssituationen werden verschiedene Mechanismen und Prozesse im Körper in Gang gesetzt: Hormone wie Adrenalin werden in die Blutbahn ausgeschüttet. Diese Hormone sorgen in Folge dafür, dass sich der Herzschlag beschleunigt, der Puls verstärkt und die Muskeln stärker durchblutet werden. So wird viel Energie mobilisiert, alle Vorgänge im Körper hingegen, die im Augenblick nicht überlebenswichtig sind, werden auf Sparflamme geschaltet: Die Temperatur sinkt, die Verdauung verläuft langsamer und Triebe wie Hunger und sexuelle Lust werden gehemmt. Erst wenn der Stressreiz auf den Organismus abgeklungen ist, tritt für den Körper die Erholung ein. Das bedeutet umgekehrt, dass unter Stress zwar für kurze Zeit erhöhte Leistung möglich ist, die mangelnde Erholung aber unter Dauerstress zu Schädigungen führt.

Richtig atmen

Dieser Dauerstress ist heute ein Problem vieler Menschen. Er schwächt das Immunsystem und kann zu Schlaflosigkeit, Magengeschwüren, Bluthochdruck oder Diabestes führen. Unter Stress arbeitet ausschließlich das System des Sympathikus, während der Parasympathikus, der für die Regeneration im Verhältnis von 1:9 lebenswichtig ist, blockiert wird. Eine einfache, alltägliche Übung erweist sich dagegen als höchst effektiv, da sie physiologisch den Parasympathikus unmittelbar aktiviert und als Entspannungsritual in den Tag integriert werden kann.

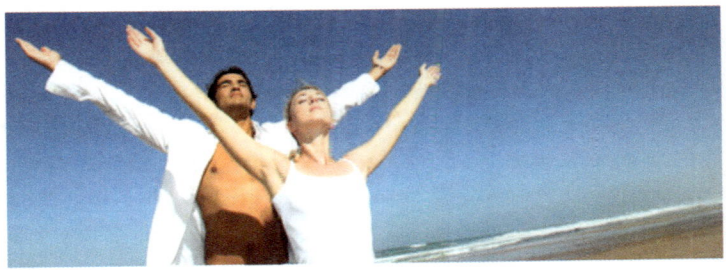

Abbildung 25: Richtig Atmen

Die Atmung beobachten: Die meisten Menschen sinken beim Ausatmen etwas zusammen. Das Ausatmen aber sollte aufrichten. Das Einatmen hilft dabei, sich zu sammeln. Man sollte immer durch die Nase einatmen. Das Ausatmen erfolgt durch den Mund; wenn es geht, mit einem Lippenlaut. Diese Methode gibt der Lunge die optimale Menge an Luft

Eine weitere einfache Übung ist die Hauchatmung: Damit bekommt man einen tiefen und ruhigen Atemrhythmus. Man haucht langsam in die Handfläche, als wollte man sie anfeuchten. Nun wird wieder durch die Nase eingeatmet. Diese Übung wiederholen, bis die Hand ganz warm geworden ist. Lachen, Gähnen und Singen sind zusätzlich sehr wirkungsvolle Atemübungen.

Zwischendurch entspannen

So oft es geht, sollte man seine Arbeitsposition wechseln: Sitzen, Stehen, wenn möglich auch Liegen. Das Stehpult findet sich übrigens zunehmend in Büros. Telefonate kann man z.B. im Stehen führen, Lesen im Liegen entlastet die Bandscheiben. Einen verspannten Nacken haben viele, die lange Auto fahren und zu lange am Computer sitzen. Der Stress aktiviert die Muskulatur, diese hat aber unter diesen modernen Umfeldbedingungen keine Möglichkeit, sich abzureagieren, was zu Verspannungen führt.

Sehr effektiv kann es bereits sein, die Schultern vier Sekunden in die Höhe zu heben und das Ganze drei Mal zu wiederholen. Ruhige Musik beim Autofahren verlangsamt übrigens den Puls und fördert die innere Ruhe. Einige Grundbewegungen wie Schütteln, Schwingen, Schaukeln, Kreisen, Drehen, Balancieren sind Bewegungen, die sich auch im Büroalltag gut zwischendurch einbauen lassen. So aktiviert man den Körper kurz und entspannt und regeneriert anschließend. Außerdem wird dadurch mehr Sauerstoff aufgenommen. Da das Gehirn nur drei Prozent der Körpermasse ausmacht, aber 20 Prozent des Sauerstoffs verbraucht, ist jede Form von Bewegung auch in dieser Hinsicht enorm wichtig. Sowohl die Sauerstoffversorgung als auch die Kohlendioxidabfuhr im Gehirn werden erheblich verbessert. Das Gehirn wird besser durchblutet und leistungsfähiger.